图文并茂，
超级好理解！

写给聪明孩子的前沿科技

神奇的脑机接口

图蓝·赛启团队 / 著

图说前沿科技，献给未来的创造者

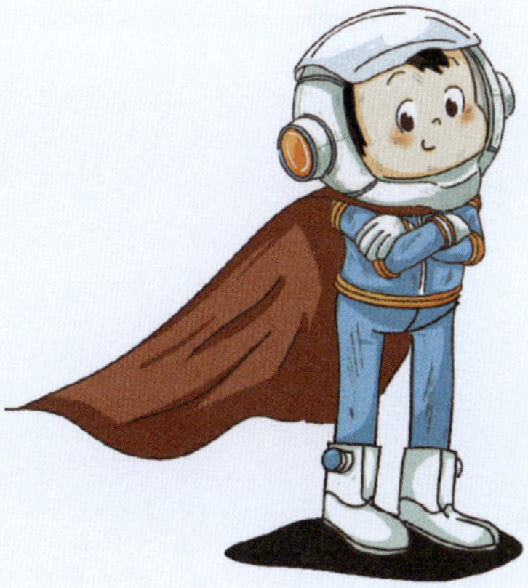

陕西新华出版·未来出版社
·西安·

图书在版编目（CIP）数据

神奇的脑机接口 / 图蓝•赛启团队著. -- 西安 : 未来出版社, 2025. 3. --（写给聪明孩子的前沿科技）.

ISBN 978-7-5417-7874-2

Ⅰ. R338.2-49；R318.04-49

中国国家版本馆CIP数据核字第2025FS9478号

写给聪明孩子的前沿科技　神奇的脑机接口

图蓝・赛启团队 / 著

出 品 人：李桂珍
策划统筹：高　琳
责任编辑：陈　欣
营销总监：何华岐
排版制作：北京嘉美和数字传媒科技有限公司
出版发行：未来出版社
社　　址：西安市登高路1388号
电　　话：029-89122633　89120538
邮政编码：710061
经　　销：全国各地新华书店
开　　本：889mm × 1194mm　1/16
印　　张：12.25
字　　数：245千字
印　　刷：陕西思维印务有限公司
版　　次：2025年3月第1版
印　　次：2025年3月第1次印刷
书　　号：ISBN 978-7-5417-7874-2
定　　价：46.00元

前言

嗨，亲爱的小读者们！

今天，科学技术正在以前所未有的速度改变着我们的生活。这一切都要归功于那些了不起的科学家们，是他们的孜孜以求，为人类带来了众多的科学发现，创造了无数的科技发明。

《写给聪明孩子的前沿科技》丛书像一张通向未来科技世界的寻宝地图，它将带领我们打开几座特别的科技知识“宝库”。这些前沿的科学技术，不仅让我们开阔眼界，还让我们未来的学习更加游刃有余！

这套科普丛书里分别住着五位聪明、活泼又可爱的卡通小伙伴，在他们的带领下，每一册图书都展现出独特的魅力：《烧脑的量子力学》带领我们进入一个奇妙的微观世界，帮助我们揭开量子力学的神秘面纱；《聪明的人工智能》让我们了解机器如何变得越来越聪明，甚至能和我们人类一起思考问题；《揭秘基因重组》让我们了解基因是如何塑造生命的，基因重组甚至可以改写生物密码；《神奇的脑机接口》让我们了解科技是如何将大脑与机器相连，或许在将来人类会获得“三头六臂”的强大能力；《可持续的新能源》则让我们懂得必须好好保护地球，未来人类到底能依赖哪些绿色能源呢？选择权在你手上。

借此机会，特别感谢为《可持续的新能源》执笔和审稿的黄春生老师，为《烧脑的量子力学》绘图的卡森老师，为《聪明的人工智能》《揭秘基因重组》和《可持续的新能源》绘图的王娜老师，以及为《神奇的脑机接口》绘图的朱梦瑶老师。

在这套科普丛书的出版过程中，还得到了佟畅、元怡骏、马良等很多专家、老师和朋友们的支持和鼓励，在此一并表示感谢，是他们的聪明才智和辛勤努力，才把这些精彩的内容带到我们面前。

预祝小读者们阅读愉快！

图　蓝

2025 年 2 月于北京

目 录

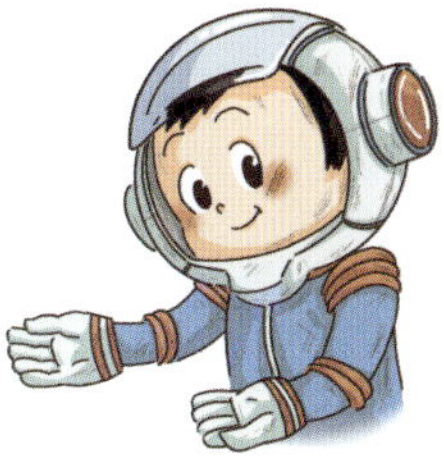

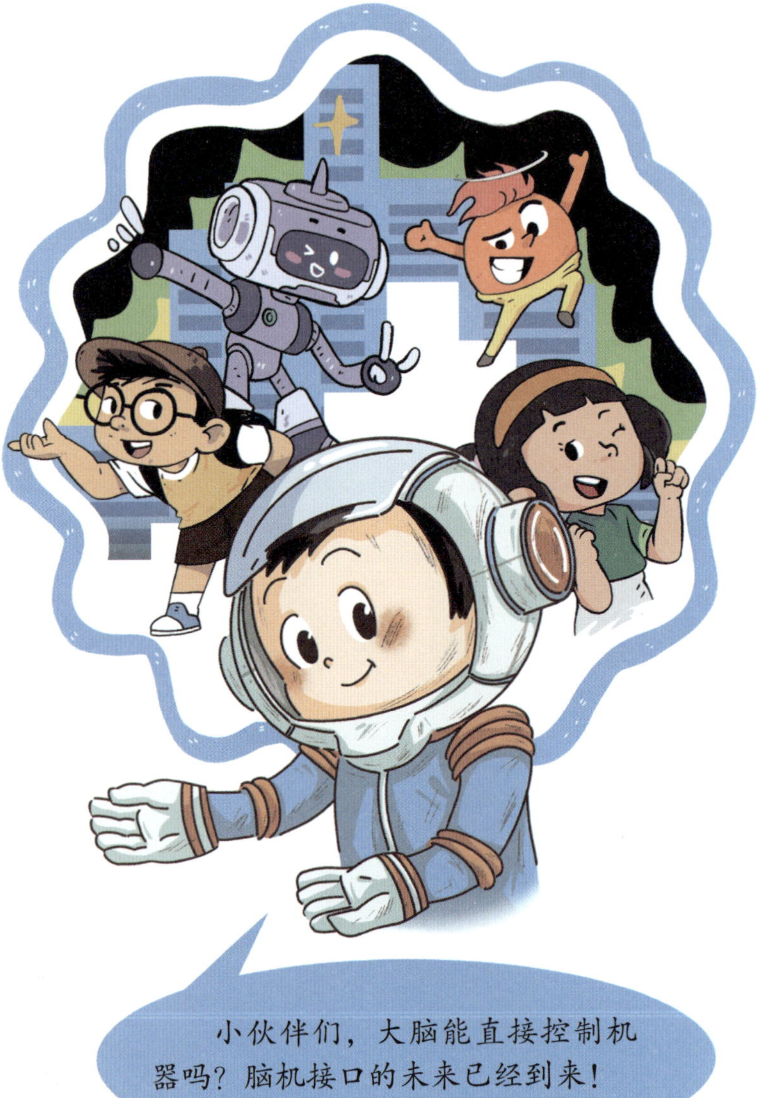
小伙伴们，大脑能直接控制机器吗？脑机接口的未来已经到来！

第一篇 什么是脑机接口？

来自大脑的神秘电波

“**大脑**整天藏在脑壳里，是不是特别懒，它干活儿吗？”

当你在思考上一句话的时候，你的大脑至少已经干了两次活儿了！

一次是读懂了这句话的意思，一次是思考了这个问题。

因此，大脑并不懒，只是大部分时候，我们没有意识到它在干活儿。

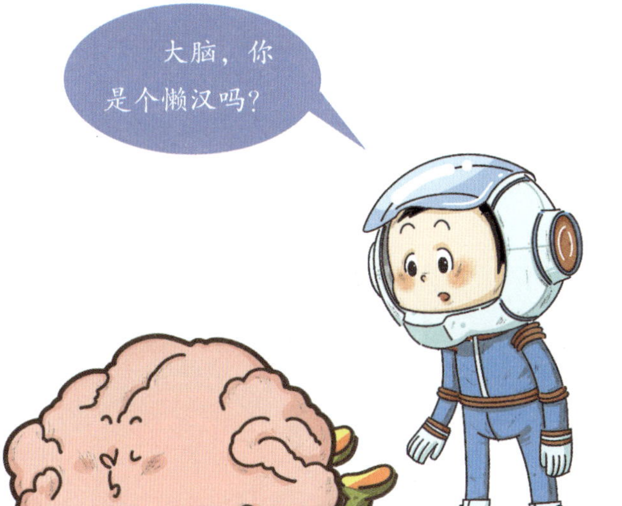

人脑的重量占人体的比重很小，但它却是地地道道的**耗能大户**——每天大约要用掉人全身用氧量的25%、能量的20%！

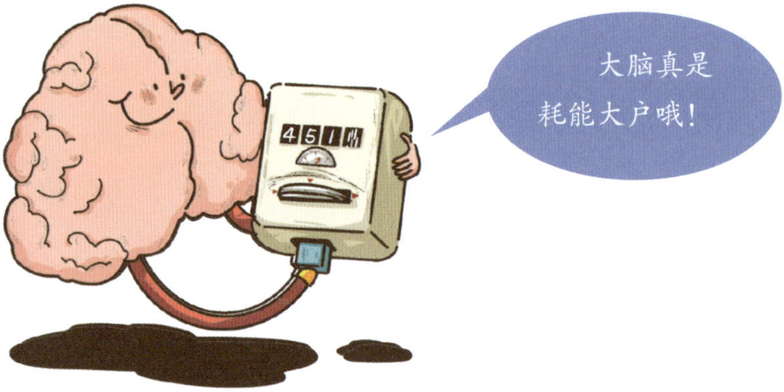

假如你的体重在60斤（30千克）左右，那么你的大脑大约有1200克重（相当于20个较大鸡蛋的重量）。

你每呼吸4次，就有一次是为它供氧的；每吃5口米饭，就有一口是为它提供能量的。所以，你想要更聪明，首先就要好好吃饭！

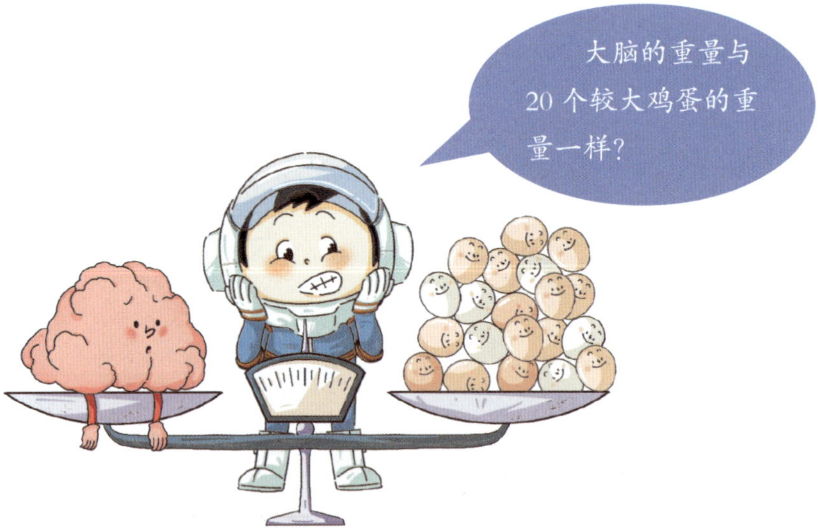

人类对大脑的第一次文字记录，可以追溯到4 000年前的古埃及。那时人们普遍的观点是“**心脏中心论**”，认为心脏是情感和精神活动的发源之处，是身体的中心，而非大脑，甚至将大脑视为无用的器官。

因此，古埃及人在制作**木乃伊**时，他们会把死者的心脏保存在体内，大脑则被挖出来后扔掉。

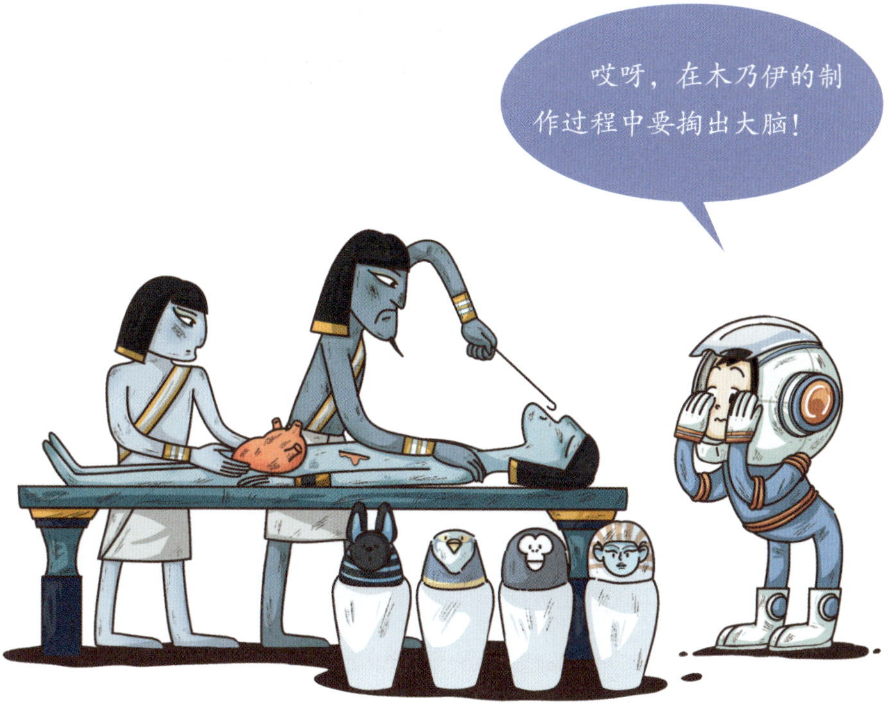

古埃及人认为，心脏是人体最重要的器官，它是精神与智慧的“寓所”，会忠实地记录个人的行为，人死后，死者的命运要以“**称量灵魂**”来决定。

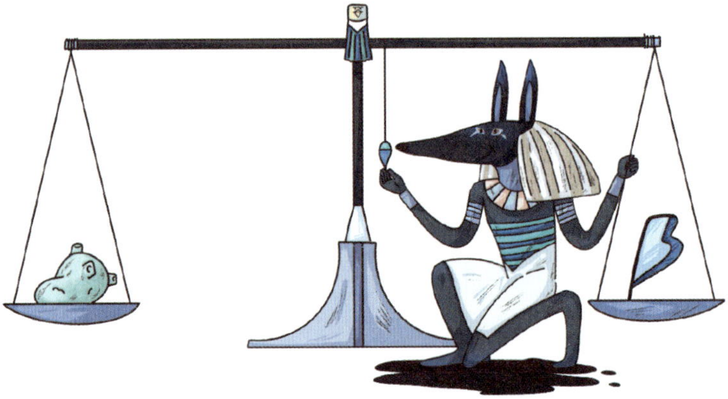

冥神阿努比斯用天平称量死者的心脏

中国古代有“**心之官则思**”的说法，认为心脏是负责思想和感情的器官，相关的成语也大都带有“心”字，比如心想事成、心不在焉等。

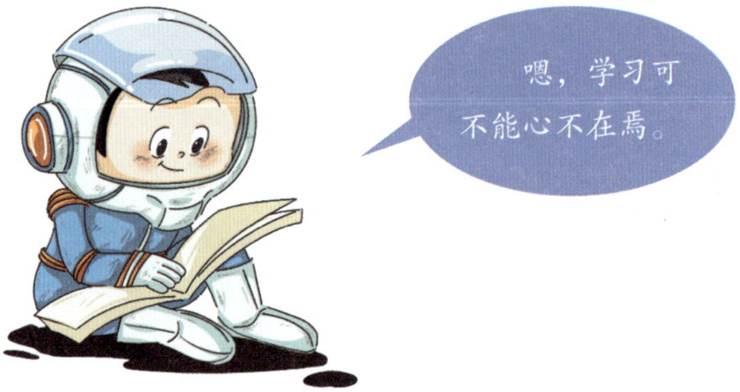

古希腊人认为心脏是思维器官，血液就是思维所产生的思想。哲学家、科学家**亚里士多德**确信心脏是感觉、灵魂及智慧的活动中心，大脑仅有冷却血液和分泌粘液的作用。

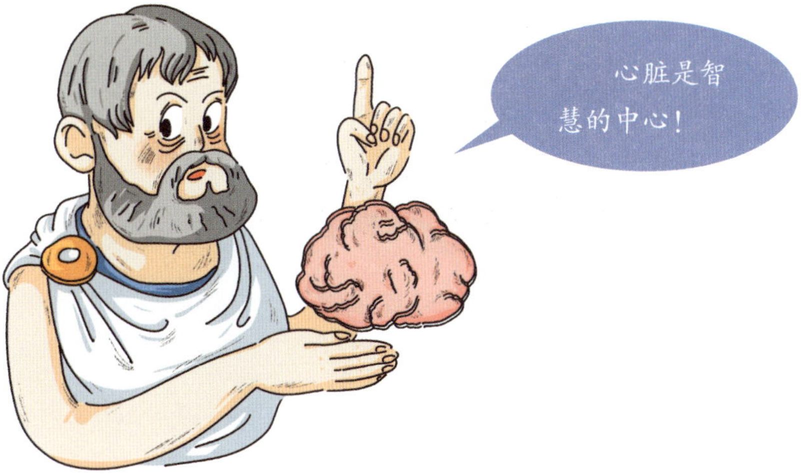

古希腊哲学家、科学家 亚里士多德

古印度人认为思想是由身体产生的，并非仅出自于大脑。

可见，在相当长的历史时期，人们都不认为大脑是人类的思维器官。

直到公元162年左右，距大脑被古埃及人第一次记录过去了2 000多年，古罗马医学家**克劳迪亚斯·盖伦**通过大量的人体和动物解剖实验，才否定了“心脏中心论”。

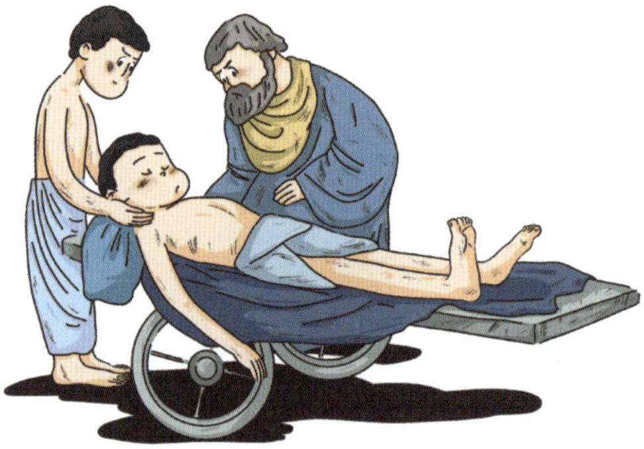

古罗马医学家 盖伦

盖伦提出了一个有关大脑的惊人假说。他认为大脑能产生**“精气”**：一种看不见摸不着的气体。精气能在神经中流动，进而控制全身的运动。

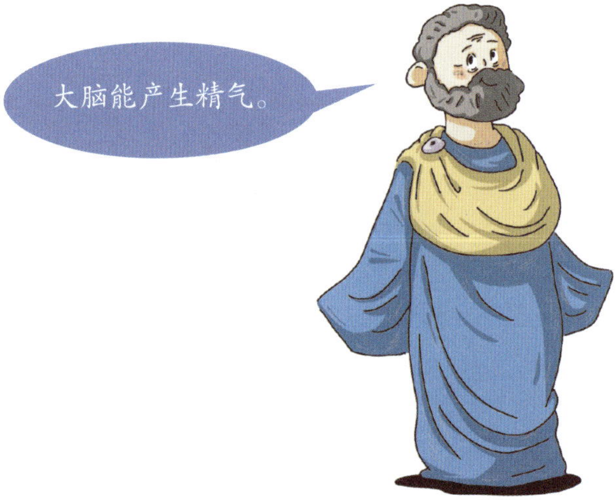

又过了 1 000 多年。

1543 年，一部影响深远的医学巨著——《人体构造论》出版，作者是比利时的医生、解剖学家**安德雷亚斯·维萨里**。他在书中第一次详细绘制了大脑的构造。

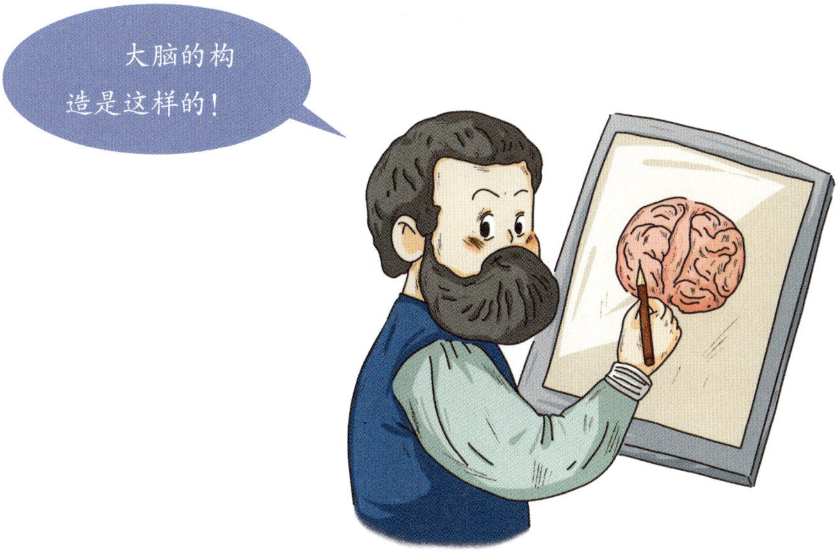

比利时医生、解剖学家 维萨里

18 世纪初期，随着电动机和电池的发明，人们已经知道了**电**。

1758 年，英国物理学家、化学家**亨利·卡文迪许**，第一个用科学的方法证明了**生物电**的存在。

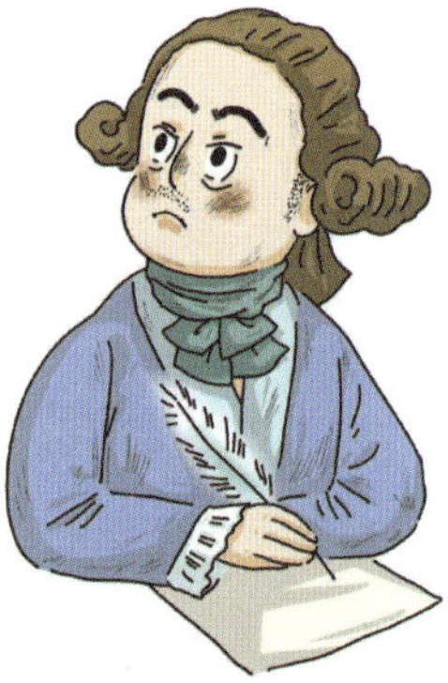

英国物理学家、化学家 卡文迪许

偶然间，卡文迪许看到在古罗马时期的科学文献中，有用大黑鱼治病的方法，这在 2 000 多年前曾风行一时。书上说，当大黑鱼接触到病人的腿时，病人会有发麻的感觉。

善于思考的卡文迪许心里很快闪过一个念头：难道大黑鱼身上带电？这个突如其来的想法让他感到很兴奋！

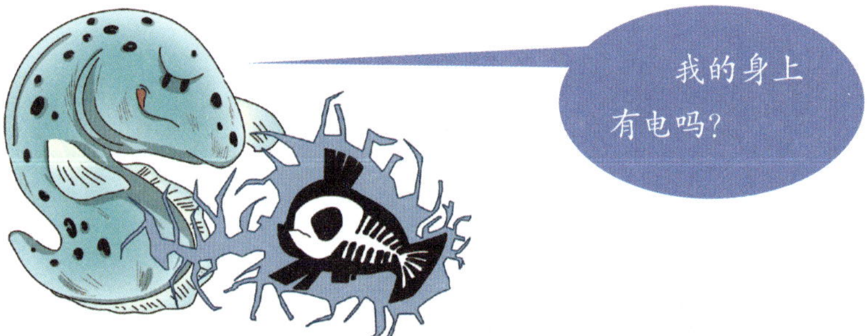

为了验证自己的设想，他设法弄到了大黑鱼。

他把大黑鱼埋在潮湿的沙滩里。然后，他在鱼身上接上了一个储电装置——**莱顿瓶**，果然，莱顿瓶上冒出了火花！

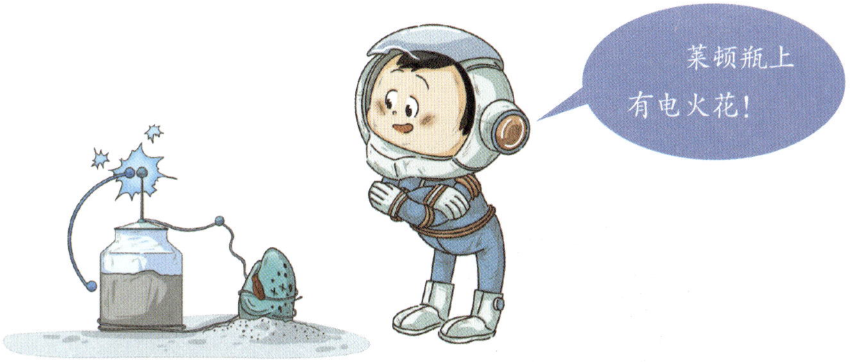

莱顿瓶是一种储存静电的装置，因为最先在荷兰的莱顿（地名）试用而得名。莱顿瓶是早期电学实验的供电来源。

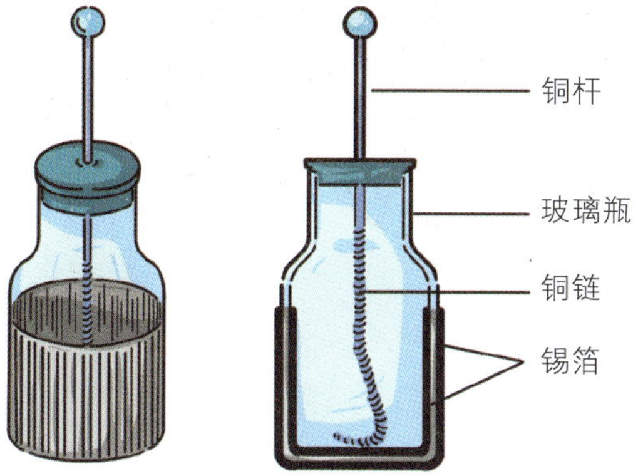

莱顿瓶

几乎在同一时期，1786 年，意大利科学家**路易吉·阿罗西奥·伽伐尼**在解剖青蛙时发现，青蛙腿上的肌肉和神经里面也蕴藏有电能，他认为这种电是从青蛙身体内部的生物组织中产生的。

到了 1800 年前后，包括**亚历山德罗·伏特**在内的科学家，也揭示了青蛙等生物体中电的奇妙力量。古老的“**精气**”终于被找到了，这就是“**生物电**”，真是个了不起的发现。

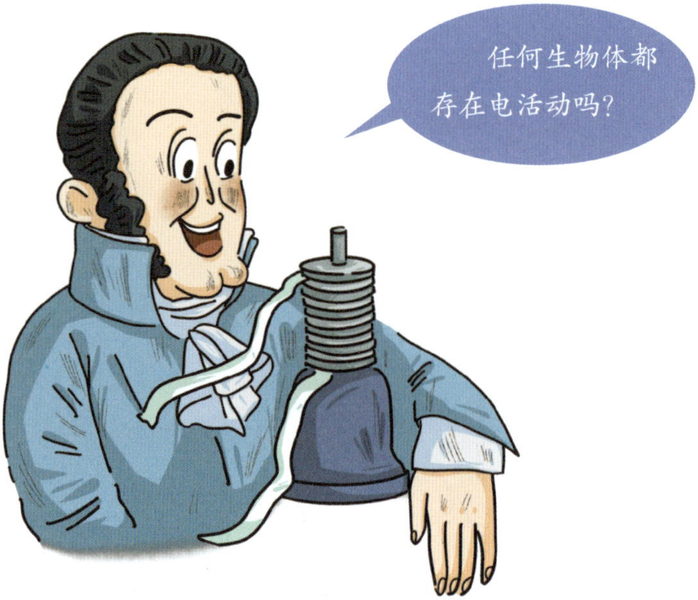

意大利物理学家伏特和他的“伏打电堆”

再后来，科学家陆续发现，生物电现象是生命活动的基本特征之一，各种生物体内均有电活动的表现，大如大象，小到细菌，体内都有或强或弱的生物电。

其实，细胞的英文“cell”也有**电池**的含义，无数的细胞就相当于一节节微型的小电池，这些都是生物电的源泉。因此，人体也同样广泛地存在着生物电现象。

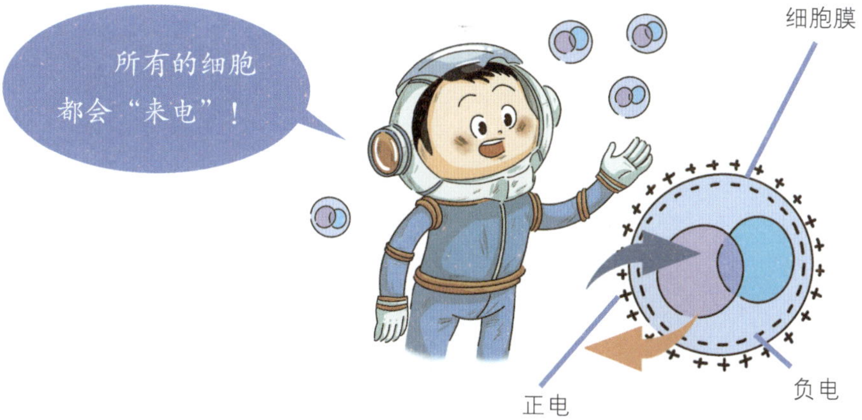

那么同样由细胞组成的**大脑**，是不是也应该有生物电呢？如果有，能检测到吗？

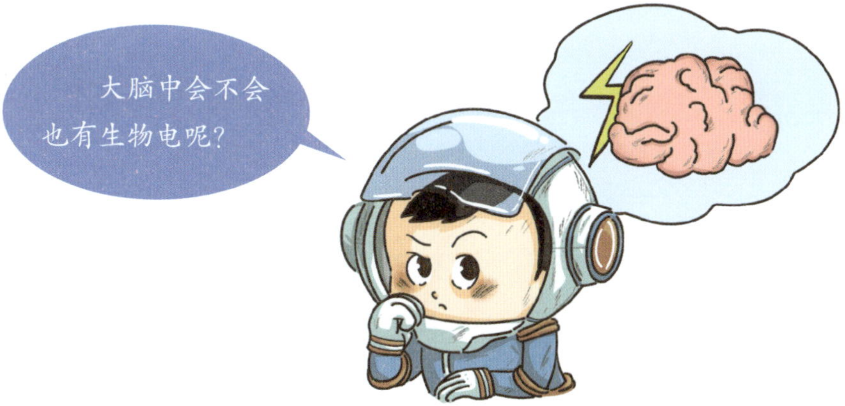

到了1857年，英国一位名叫**卡通**的青年生理科学工作者，在兔脑和猴脑上也记录到了脑电活动。

科学家除了注意到脑电活动外，还在脑科学的其他方面有了重大发现。

1865年，通过对一系列语言障碍病人的研究，法国外科医生、神经病理学家**皮埃尔·保罗·布洛卡**发现，一旦大脑左上侧的一个区域受损，人的语言功能就会被严重破坏。

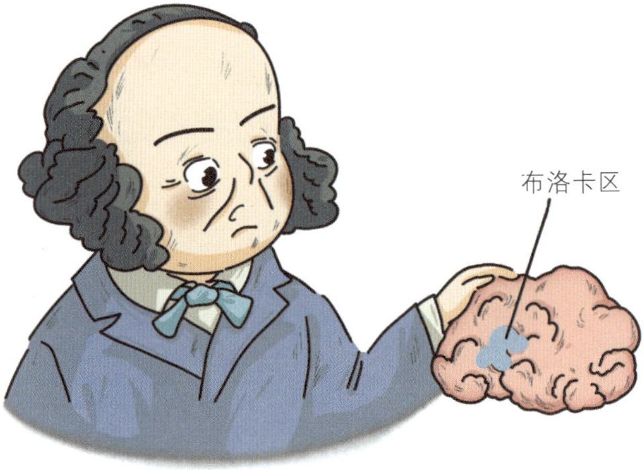

法国外科医生、神经病理学家 布洛卡

后来这个区域被证明是大脑中分管语言的区域，因此，这个区域被称为**“布洛卡区”**。

紧接着，大脑其他区域的功能也相继被发现。

20 世纪纪初，西班牙神经解剖学家**圣地亚哥·拉蒙·卡哈尔**通过对动物大脑染色，惊奇地发现：动物大脑里的每一个细胞都是独立存在的！

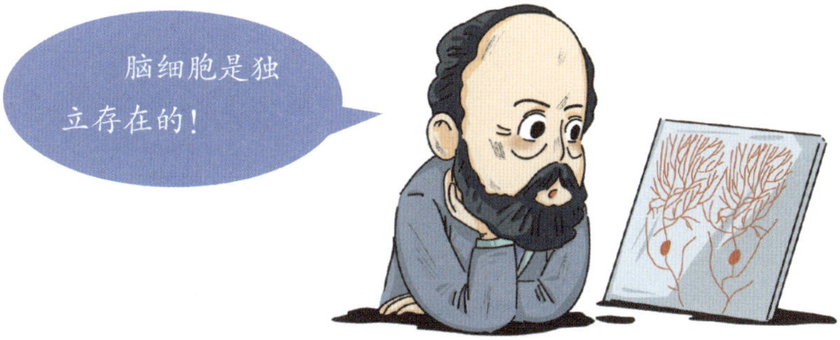

西班牙神经解剖学家 卡哈尔

脑细胞相互之间的连接枢纽，是一个非常特别的结构——**突触**。

由此，卡哈尔提出**“神经元学说”**，这是现代脑科学第一个革命性发现。

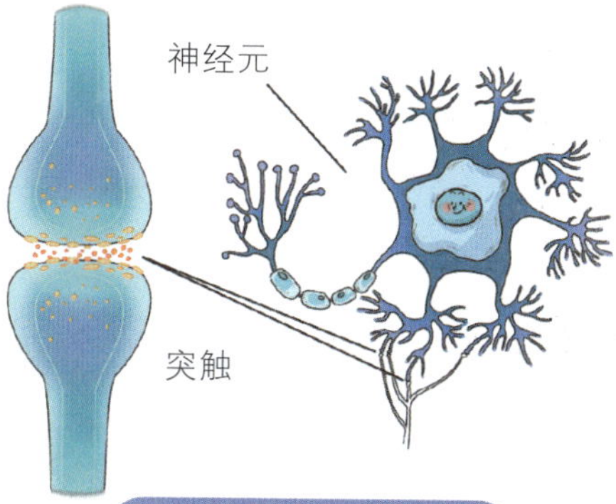

神经元细胞及突触

在此后的 100 多年中，脑科学的研究真正进入了快车道，这个领域的研究有了长足的发展。

1924年，人脑的脑电波第一次被记录到。

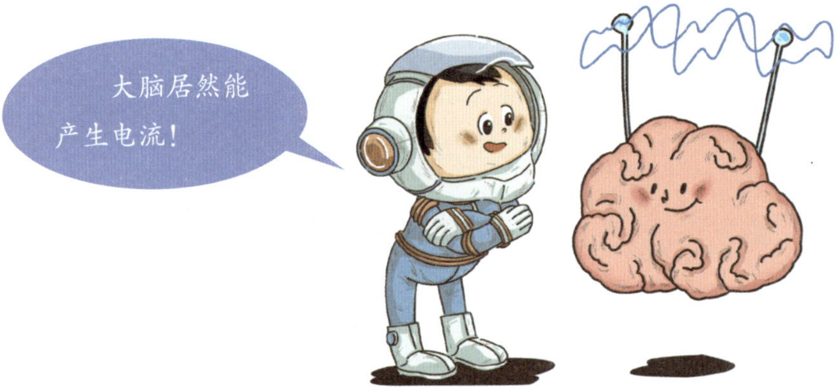

德国精神病学家**汉斯·贝格尔**用仪器记录下了人类的第一张**“脑电图”**，由此打开了用脑电波辨识和控制人类意识行为的奥秘之门。

德国精神病学家 贝格尔

此前，贝格尔已痴迷于**“心灵感应”**二十几年，不断尝试测量脑电的存在。他找来当时最“先进”的仪器，尝试在颅骨缺损的病人头皮上进行脑电记录，结果总是一次又一次的失败。

1918 年，贝格尔担任一家心理诊所主任，诊所接收了一大批头部有外伤的病人，其中一些**颅骨受损**，头皮下只有一层薄薄的组织覆盖着大脑。

于是贝格尔就开始邀请这些病人到他的“秘密小房间”（实验室），一起寻找脑电的线索。

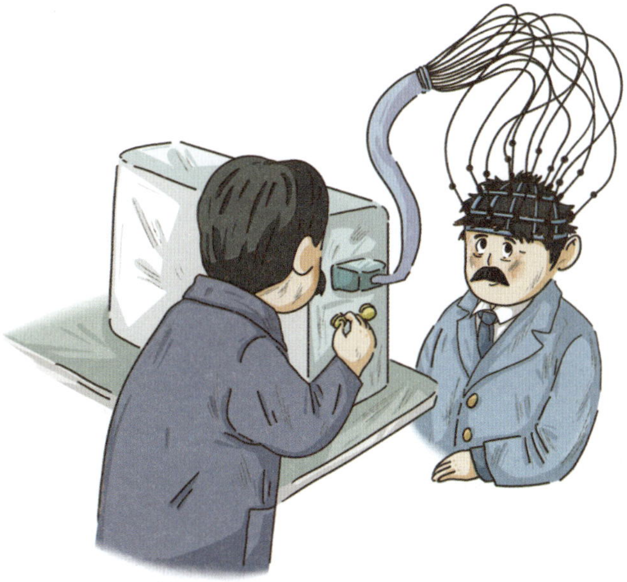

贝格尔的脑电图实验室

为了不影响工作和家庭，同时还能专注于自己的兴趣研究，贝格尔只能秘密地开展一系列实验。

1924年，一个普通的夏日傍晚，贝格尔从心理诊所出来没有马上回家，而是来到附近一所不起眼的小房子里，进行他的“私人”实验，一位颅骨缺陷的病人已经等在那儿了。

“泽德尔先生，你好！”打过招呼，贝格尔让病人坐在椅子上，他拿起两片连着电线的金属片，分别固定在病人的前额和后脑勺上。然后，他让病人闭上眼睛，然后打开**电流计**，密切注视着记录仪上的指针变化……

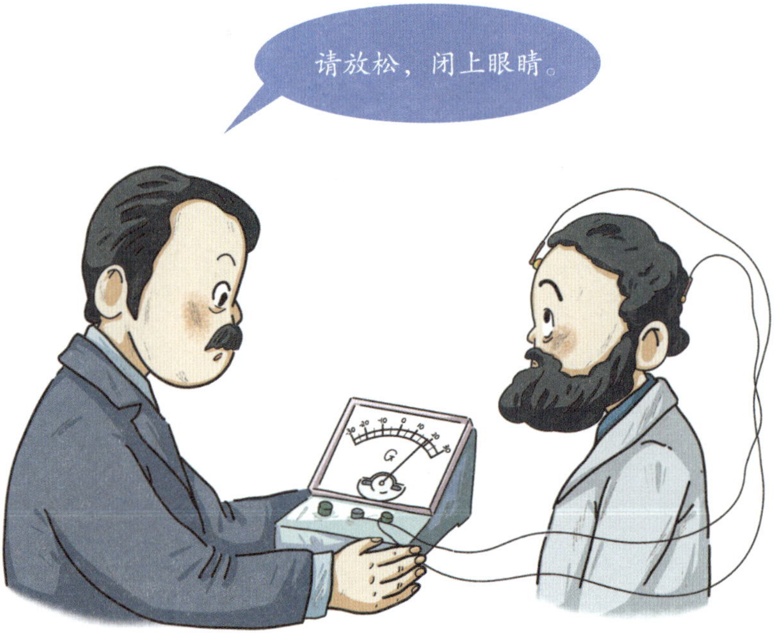

贝格尔屏住呼吸，双眼紧盯着纸带上的打印指针。打印指针颤了一下，开始上下移动……继续移动……移动……十几秒钟过去了，纸带上出现了一条清晰的曲线！贝格尔心里一阵狂喜。

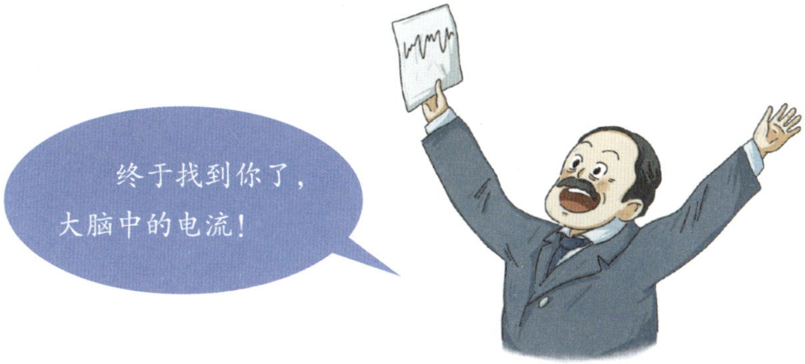

接下来，贝格尔又花了近五年的时间，记录了1 000多张**脑电图**，不厌其烦地排除可能会出现的干扰。严密论证了这种特征的电流不是从心脏的神经传来的，也不是从皮肤表面的神经传来的，更不是从别的什么地方传来的，而是确确实实来自于大脑。

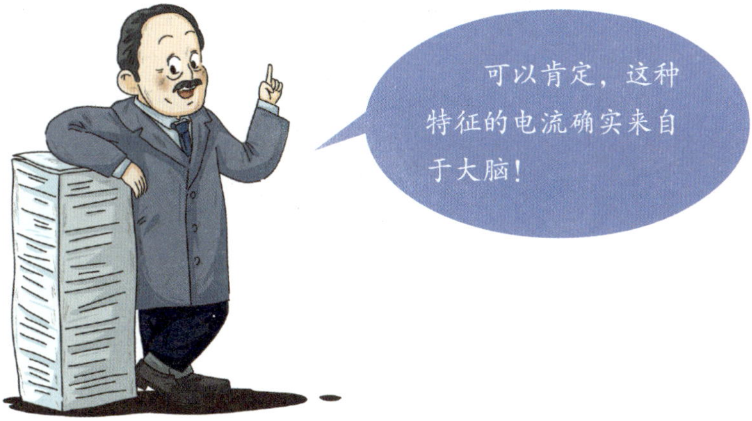

贝格尔证实，我们的大脑就像一座神秘的控制中心，充满了复杂的信号和活动。脑电波是这些信号的表现形式之一。

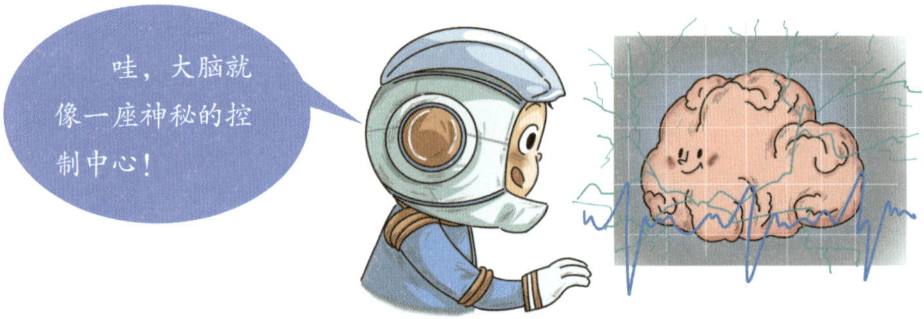

每当我们思考、移动、感受或做梦时，大脑中的神经细胞都会产生电信号，这些电信号可以在头皮上被测量到，因此称为脑电波。

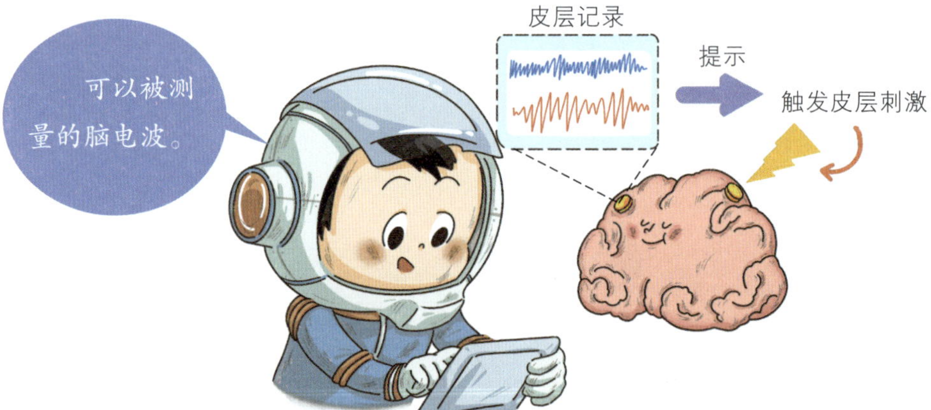

脑电波的频率和振幅可以告诉我们很多关于大脑活动时的信息。例如，当我们放松时，脑电波的频率会降低，产生 α **波**；当我们集中注意力时，脑电波的频率会升高，产生 β **波**。

现在，人们终于找到了和意识直接相关的生理信号，睁眼和闭眼代表了大脑活动的两种状态。

睁眼时外界的信息不停地从眼睛传给大脑，大脑不停地进行分析，并作出反应，因此大脑一直处于一种活跃状态，对应的是波动快的 **β 波**。

闭眼时信息量大大减少，大脑不用再这么高度“警惕”，就转入了一种放松状态，对应的则是波动慢的 **α 波**。

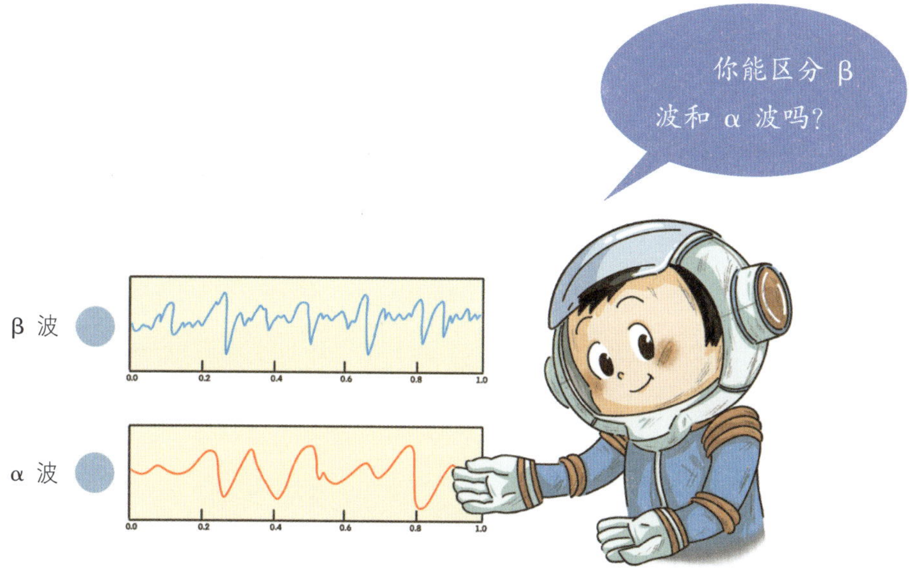

这为“意识具有生理机制”提供了极有力的证据，意识的研究不再务虚，而是开始向实验科学迈出了一大步。

今天，因为具有灵敏、无创且快速便捷等优势，所以脑电图已成为神经科医生不可缺少的重要检查手段。

脑电图对于癫痫、脑中风、脑炎、脑瘤、代谢性脑病变等疾病，都能给予重要的诊断帮助，也是目前研究睡眠最客观的依据。

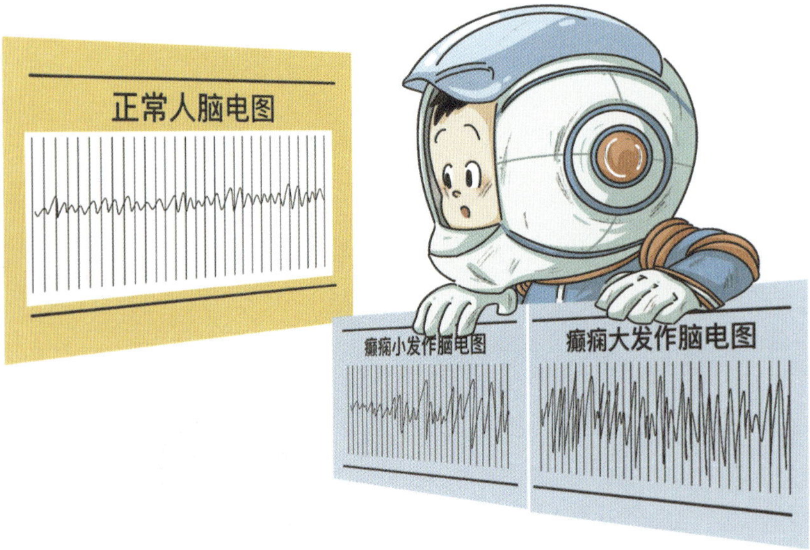

正常人脑电图与癫痫病人脑电图对比

脑电图的发现和应用开启了脑科学研究的革命，使大脑功能的研究、神经疾病的诊断成为可能，并为脑机接口技术奠定了基础。

可以直接与大脑交流吗？

前面说过，人类的大脑其实并不是太重，但它含有大约 860 亿个神经元，数量是地球总人口（大约 82 亿人）的 10 倍多！

每个神经元大约与其他 1 万到 1.5 万个神经元连接，这些被称为**“突触”**连接点，达到了惊人的 10 的 15 次方这个数量级，从而演化出人类复杂的情感和观念。

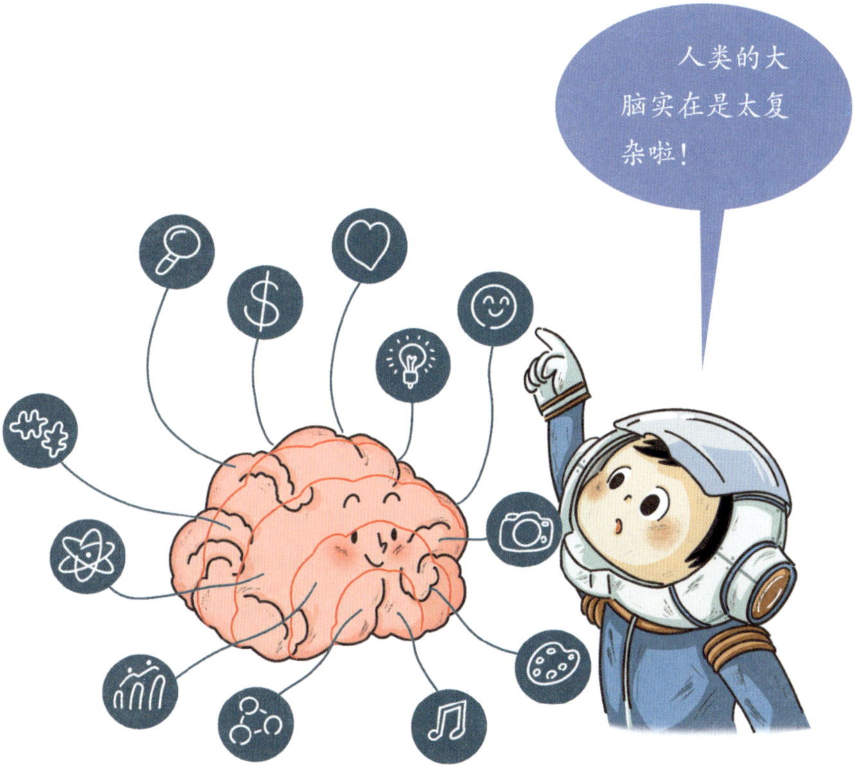

这么复杂强大的大脑，竟然是从无到有，从低级到高级，慢慢**进化**而来的，真是令人难以置信！然而，这确实是板上钉钉的事实。

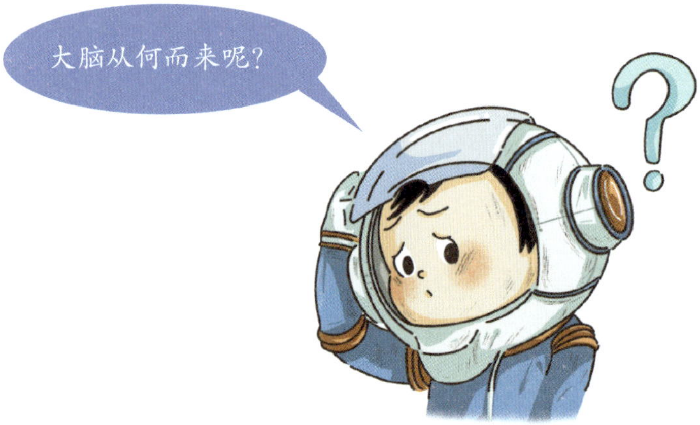

那么，人类的**大脑**又是怎么进化来的呢？概括地说，大脑是生物数十亿年进化的产物。

我们可以将人类大脑的**进化过程**作一个简单描绘。

地球的历史大约为 46 亿年，而地球上的生命大约有 38 亿年的历史，现存的物种在陆地上有 600 多万种，在水里有 200 多万种。

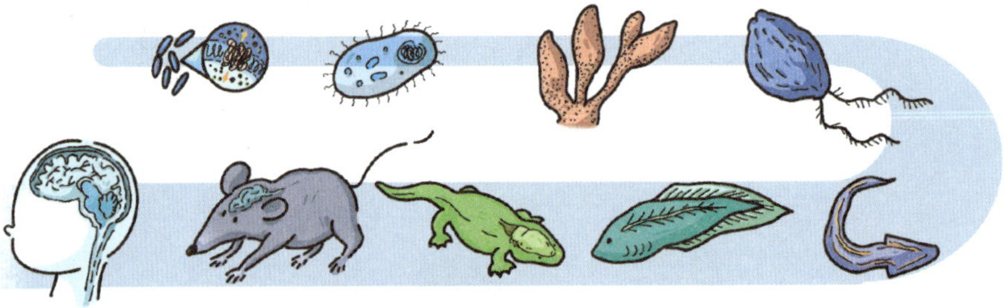

人类大脑的进化历程

大约 8.5 亿年前，在古海洋时代，出现了**领鞭毛虫**等**单细胞生物**，被认为是动物的祖先。当时它们已经有了感知和适应外界环境变化的能力，这些单细胞生物能释放和接收化学信号，或者传递电信号。

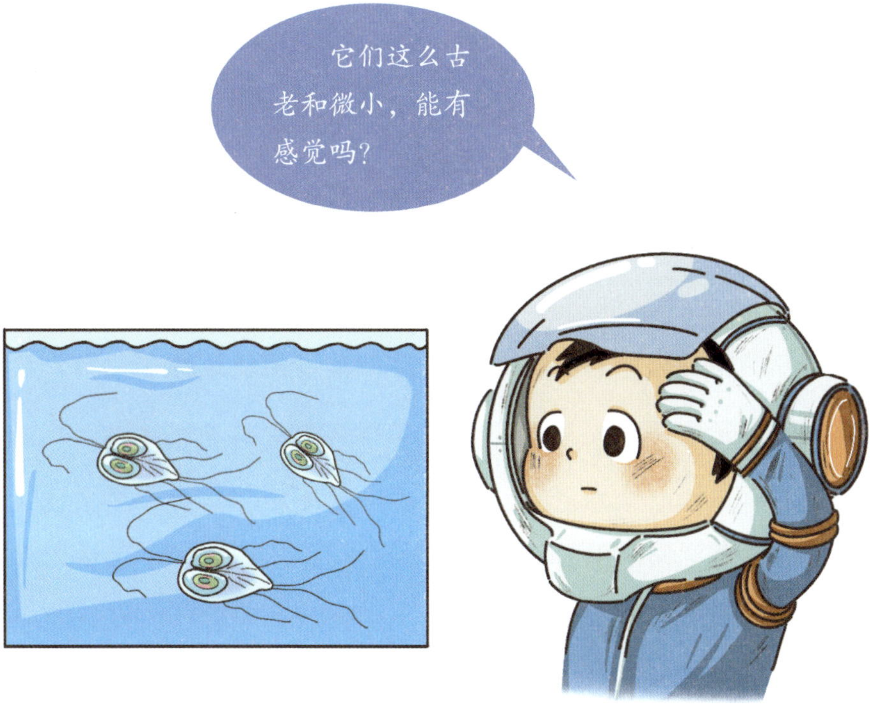

领鞭毛虫

单细胞生物逐渐向多细胞生物进化，细胞之间开始有了互相的感知和应答，使得它们能够协同工作。

省去中间过程，让我们快进到3.5亿年前，那时出现了**爬行动物**，如蜥蜴那样的生物。

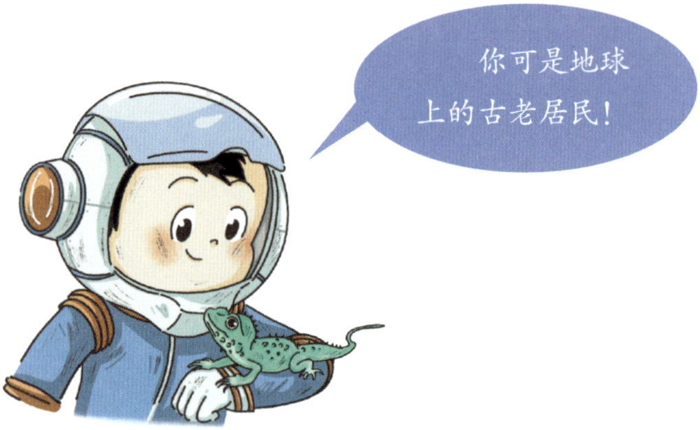

蜥蜴

爬行动物的大脑和人类相比虽然简单，但经过数亿年的演化，已经变得非常复杂了。爬行动物的大脑具有控制生物基本生存调节的功能，如心跳、呼吸、出汗、体温以及血糖和荷尔蒙水平等，这样的大脑称为**“爬行脑”**。

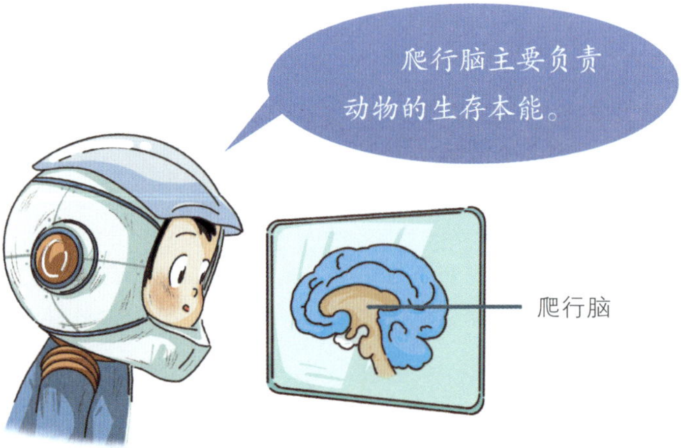

到了 2.5 亿～ 2 亿年前，出现了**哺乳动物**。

哺乳动物的大脑更加复杂，它在爬行脑之上又演化出了一个**“情感脑”**。

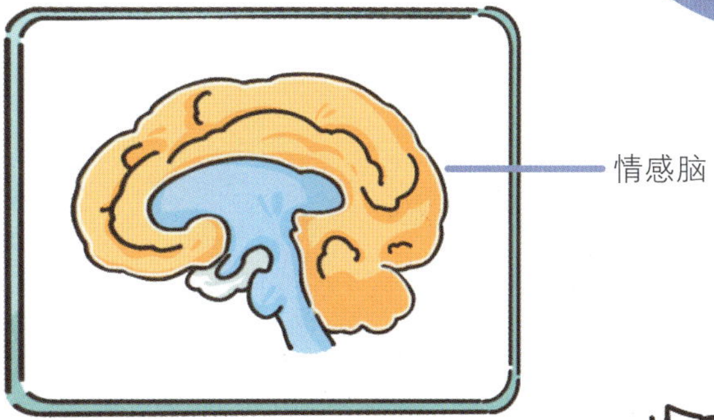

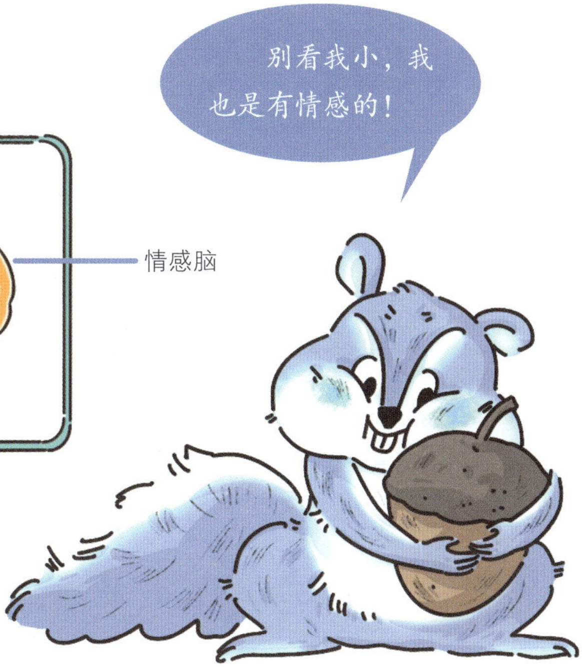

爬行脑是非情感的，也就是说，爬行动物不会有恐惧感，也不会感到悲伤或高兴。可是拥有情感脑的哺乳动物，除了会有恐惧（其实是对危险的一种预测能力）、悲伤和高兴外，还会有压力感、焦虑感和群体安全感等。

大约20万年之前，出现了**智人**，其标志就是大脑的新皮层比哺乳类动物更加复杂和发达，新皮层也可以称为**“理智脑”**。早在智人出现之前，新皮层在灵长类动物的大脑中就已经开始进化。

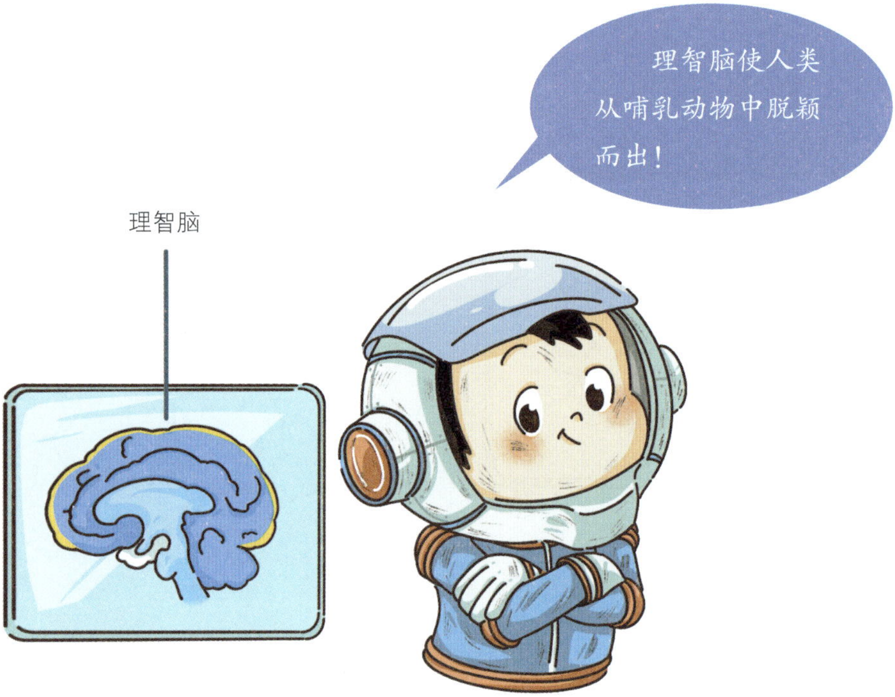

理智脑使生物大脑变得更加复杂，不仅可以进行生物的基本调节，还可以预感危险和强化繁殖欲望，让生物获得更强的演化优势。同理，理智脑使得生物的行为更为复杂，可以进行深度计算，而不仅凭模糊的感情冲动行事，这就进一步强化了生物的竞争优势。这是近代人类能够快速演化最重要的驱动力。

因此，人的大脑按演化的历史来看，分为前后相关的三个层级，从低级到高级逐级复杂并密切相关，科学家将这个大脑的演化过程，称为**“三重脑”**。

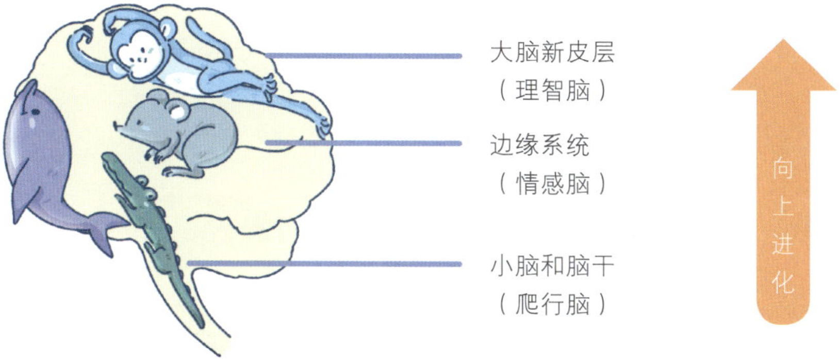

三重脑示意图

大脑使人类成为万物之灵，而人类对大脑的深层次认识才刚刚开始。在科幻小说**《三体》**中，当人类面对更高级文明的威胁时，他们选择了将一个人类的大脑作为使者送给三体人，而恰恰是这个人类大脑窥探到了三体人文明的秘密，是不是很神奇？

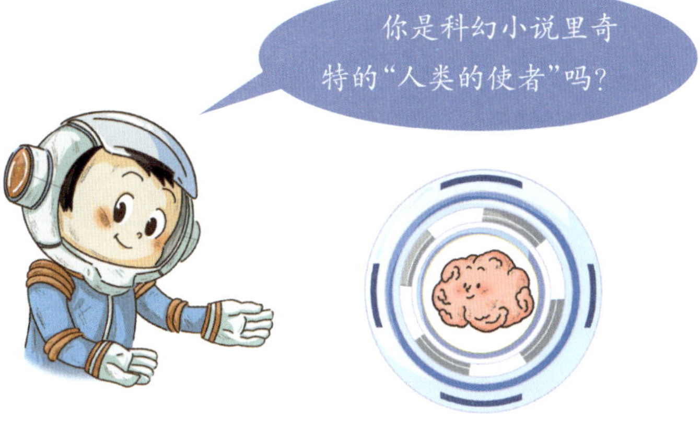

科学家对大脑了解得越多，就越发现人类的很多疾病和痛苦都与大脑有关。

比如，我们在赞叹很多天才时，发现“天才与疯子仅一线之隔”，很多天才都受到**精神类疾病**的困扰。

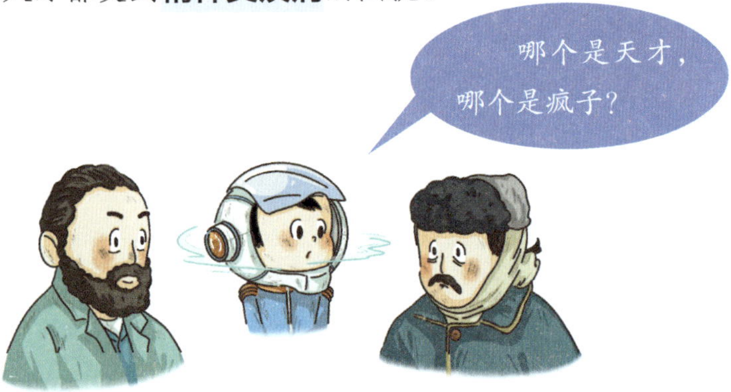

因车祸、意外造成的脑部或神经的创伤，会导致伤者瘫痪、失语，甚至变成植物人。

很多盲人、聋哑人无法与人正常交流，在黑暗、寂静和痛苦中挣扎。

还有脑血管疾病、脑部肿瘤、阿尔滋海默病……这些与大脑有关的疾病该如何治疗呢？

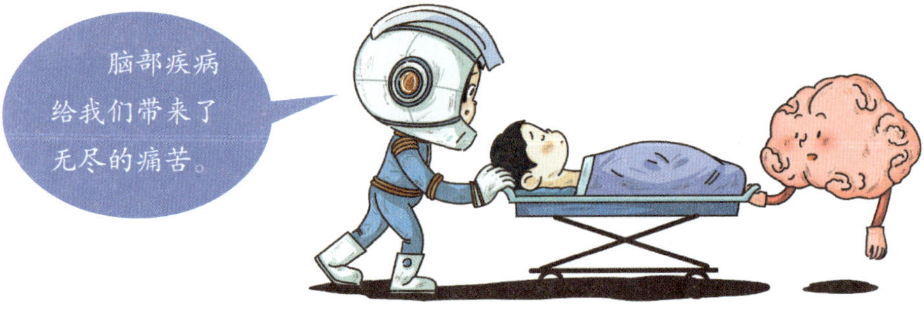

瘫痪病人

越是复杂精密的东西，越容易损坏，坏了之后，也越难修理。

比如小朋友用积木拼成的城堡，碰坏了之后，自己动手就可以还原成原来的样子。要是**智能手机**摔坏了，自己就没法儿修了，必须送到手机店维修。

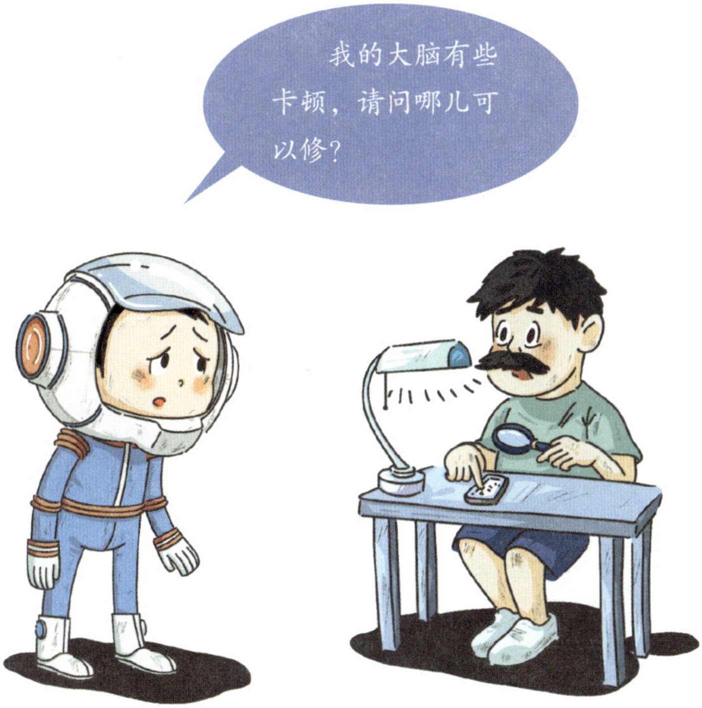

人类的大脑比智能手机不知道要精密多少倍，它是人体活动的总指挥官，我们日常的大事小情无不都是在大脑的掌控下进行，如果大脑出现了问题，我们身体的各个器官就会失常。

更为难办的是，大脑并不会说话，当它出现问题时，我们往往无法知道它的具体状况。在重大疾病发作时，人们常处于昏迷状态。

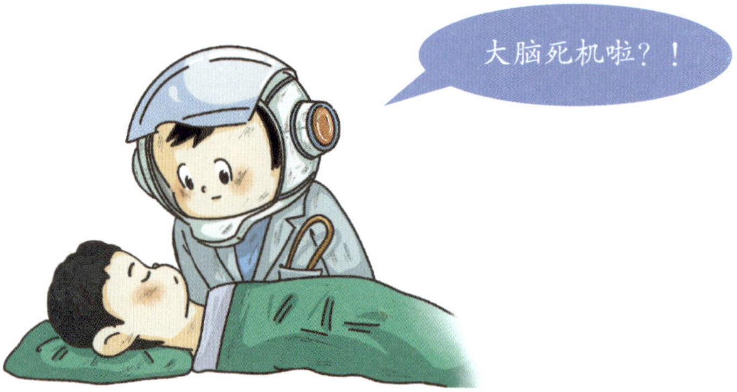

对于这些已**失去意识**的人来说，大脑能否告诉我们一些讯息呢？如果能，我们又该如何获取呢？

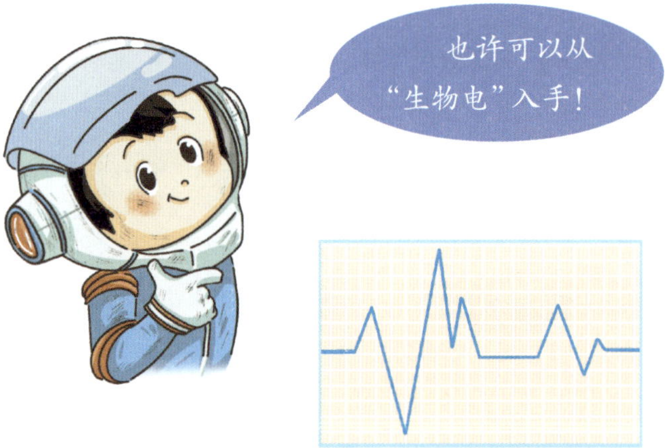

在脑科学研究还未深入，技术设备也受到限制的情况下，直接与大脑建立联系不大可能，那么是否可以从人的感觉器官——耳朵和眼睛开始呢？

1961 年，美国耳鼻喉科医生**威廉·豪斯**完成了世界上首例**人工耳蜗**植入手术，成功帮助耳聋病人恢复了听力。这项开创性的手术是听力恢复技术的重要里程碑。

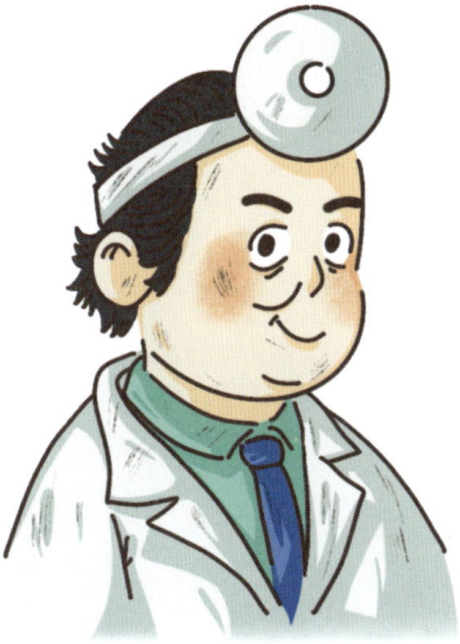

美国耳鼻喉科医生 豪斯

豪斯选择了一位完全失去听力的患者，以确保植入效果与人工耳蜗有关。他首先对病人进行了开颅手术，暴露出内耳结构，然后将电极植入耳蜗中，使得电极一端直接接触听觉神经纤维，电极另一端与外部负责信号接收和处理装置连接。

尽管早期的**人工耳蜗**设备相对简单，仅包含一个**电极**，直接刺激听觉神经，但手术后，患者感知到了声音信号！

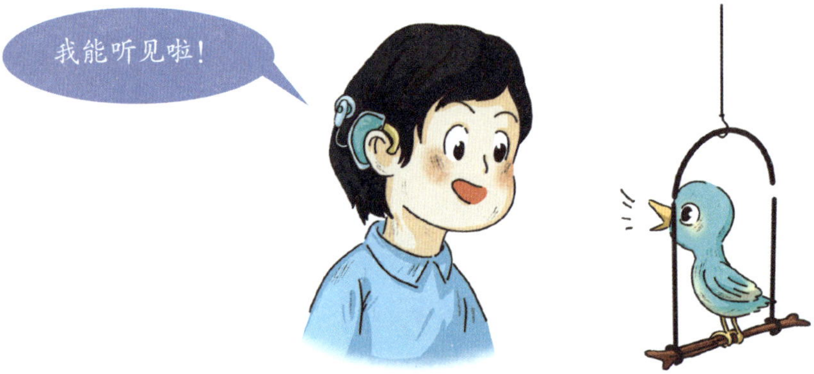

人工耳蜗

因此，人工耳蜗可以帮助重度听力损失或耳聋的人恢复听觉功能。它通过绕过受损的耳蜗细胞直接刺激听觉神经，将声音信号转化为电信号传递到大脑中。

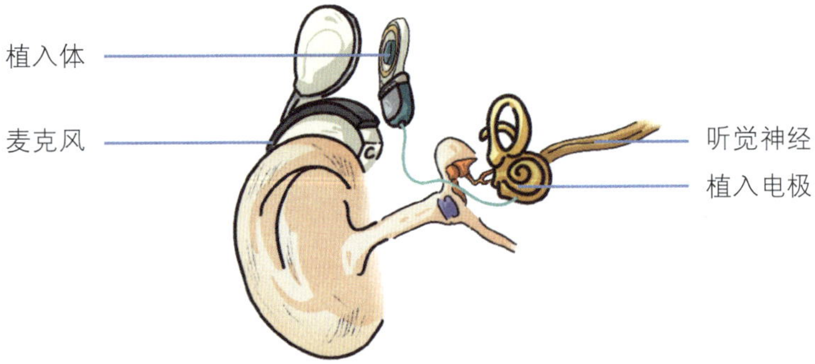

声音的电信号直接通向了听觉神经

人工耳蜗的工作原理可以简化为以下几个步骤：

麦克风将外部的声音转换为**电信号**；

声音处理器将电信号转换为数字信号；

处理后的数字信号通过线圈传输到植入体内的接收器中，再转换成电信号；

电信号通过电极阵列传递到耳蜗内部，直接刺激听觉神经，最终将声音信号传输给大脑。

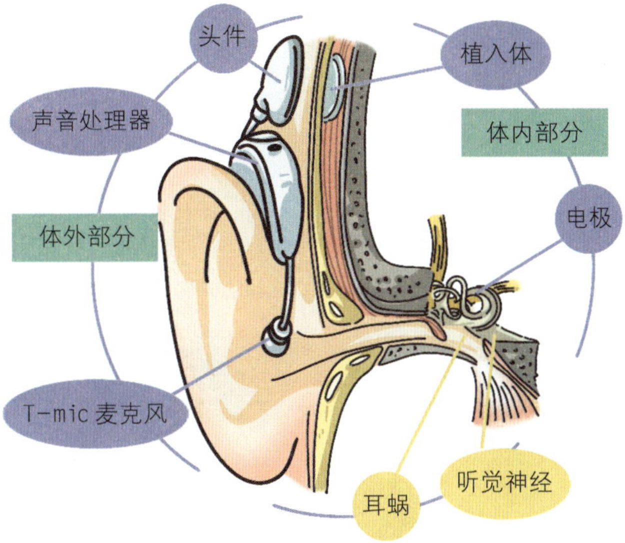

人工耳蜗示意图

时至今日，人工耳蜗已经成为最常见、最普及的一种脑机接口应用技术，已经将超过百万的听力障碍患者重新带入充满声音的世界。

除了人工耳蜗外，**仿生眼**的研究在很早前就已开始了。

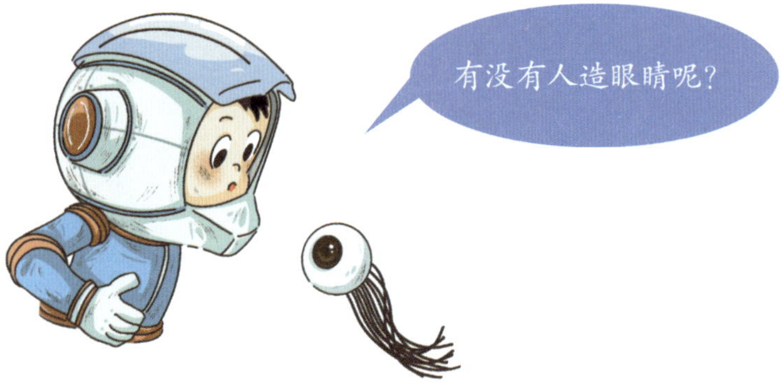

1968 年，英国科学家**威廉·多贝尔**及其团队发现，通过电刺激大脑的视觉皮层，可以使盲人感知到光点。

1978 年，多贝尔将包含 68 个电极的脑机接口植入两位盲人的大脑视觉皮层中，手术后，两位盲人都**“看到”**了光点。

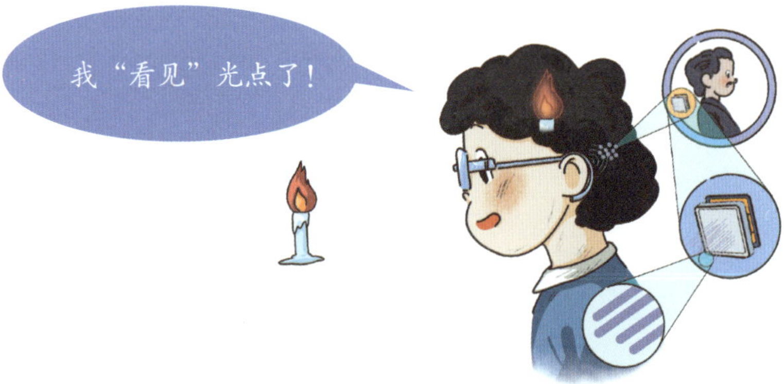

2013 年，人类首个人工视网膜假体在美国获批使用，这一技术为失明患者带来了恢复部分视力的希望。

仿生眼也称**人工视网膜**假体，它是一种帮助视力严重受损或失明的人恢复部分视觉的电子设备，主要由外部部件和内部组件构成。

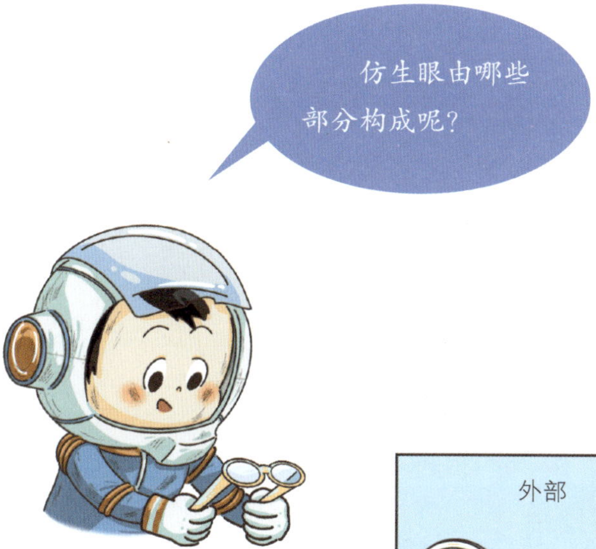

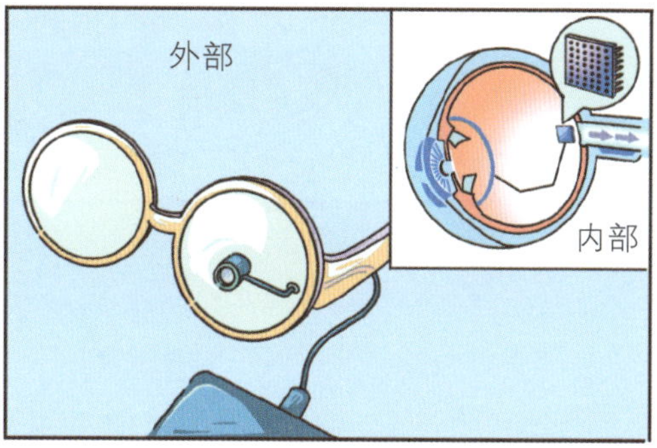

其中，外部部件包括：眼镜上的**摄像头**，负责捕捉图像；**视频处理单元**，负责将图像转换成电信号；**发射器**，负责通过无线方式将图像电信号传递到植入体。

内部组件包括：**接收器**，植入眼球内，负责接收来自外部的视频信号；**电极阵列**，直接植入视网膜，负责刺激视网膜神经细胞以传递视觉信号。

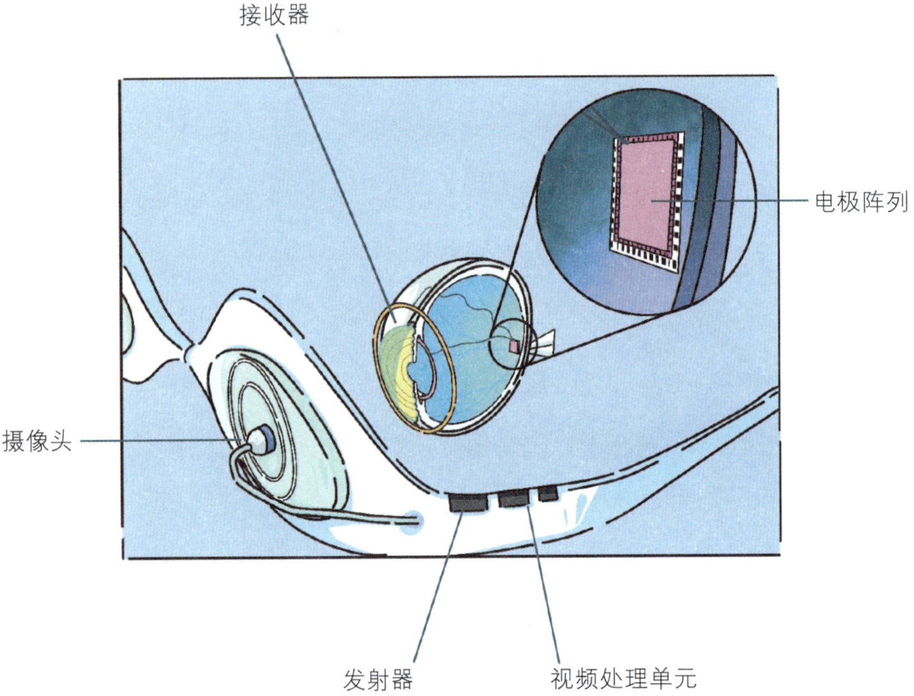

人工视网膜假体（仿生眼）

仿生眼已经帮助许多视力受损者恢复了部分视觉功能，未来有望为更多失明患者带来光明。

除了对人类感觉器官的研究和治疗，特别是在人工耳蜗和仿生眼上取得了突破性进展外，同一时期，科学家还积极探索与大脑直接取得联系的方法。

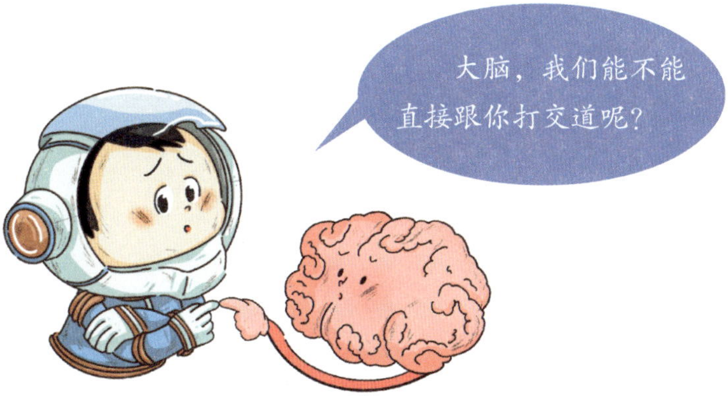

1954 年，美国心理学家**詹姆斯·奥尔兹**与**彼得·米尔纳**进行了一项开创性的实验，研究哺乳动物大脑中的奖励机制。

他们先在实验老鼠大脑的特定区域（奖励中枢）植入电极，老鼠可以通过按压杠杆来启动电极，刺激其大脑。

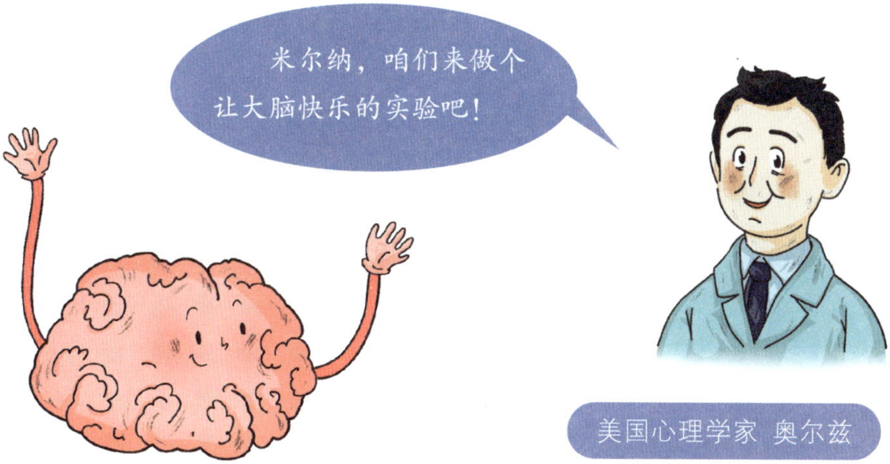

当老鼠学会按压杠杆从而得到**电刺激**，获得快感以后，它就会不断地去按压杠杆以得到刺激。

当电极安在老鼠的下丘脑时，老鼠按压杠杆的频率可高达每小时 5 000 次，并且可连续按压 15 ~ 20 小时，直到精疲力尽，进入睡眠为止。

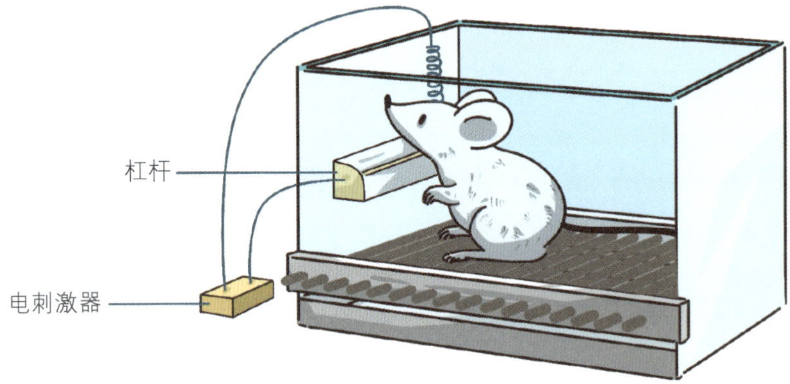

奥尔兹和米尔纳的实验装置示意图

于是，**奥尔兹和米尔纳**得出结论，在老鼠的下丘脑、边缘系统及其邻近部位存在着“奖励”和“惩罚”中枢，当刺激这些部位时大脑就会产生愉快或不愉快的情绪。

奥尔兹和米尔纳的实验，首次揭示了大脑中存在一个与奖励和愉悦感相关的神经机制。

20 世纪四五十年代，加拿大神经外科医生**怀尔德 · 潘菲尔德**和加拿大神经生理学家**赫伯特 · 贾斯珀**，通过电刺激人类的大脑皮层，研究神经活动和意识的关系，开创了脑电图技术的临床应用。

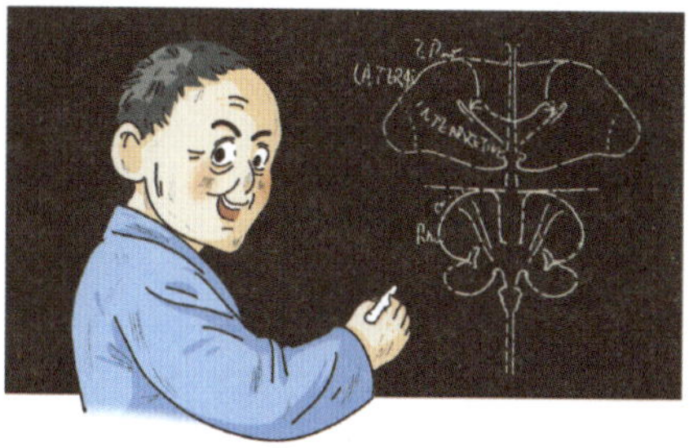

加拿大神经外科医生
潘菲尔德

潘菲尔德利用电刺激大脑皮层的不同区域，记录大脑由此产生的反应和脑电图活动。他发现，当刺激患者大脑皮质的某些区域时，过往的记忆就会历历在目，仿佛录像带倒带一样，具备了事件原始场景的所有声音和情绪。

1950 年，潘菲尔德绘制出了感觉区和运动区的**大脑皮质机能定位图**。

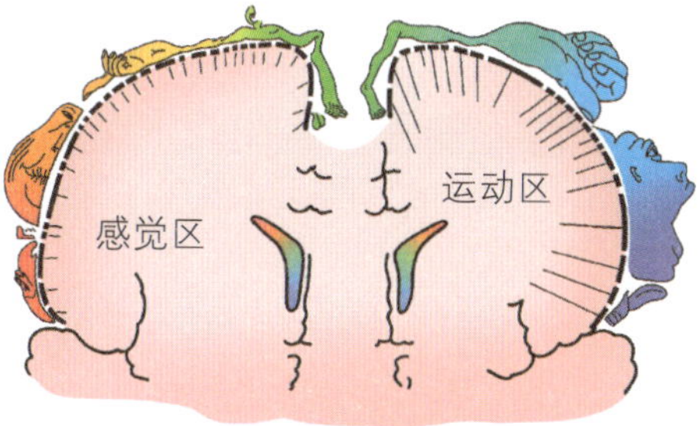

潘菲尔德绘制的大脑皮质机能定位图

另外，潘菲尔德还详细描绘了大脑不同区域对运动和感觉的不同控制，被称为人类身体感觉的“地形图”，俗称**“小矮人图”**。这是一张有趣且怪诞的绘图，后面我们将详细讲到。

潘菲尔德和**贾斯珀**合作开展了大量的脑电图研究。他们共同研究了癫痫患者的脑电活动，并发展了许多脑电图的记录技术和分析方法。

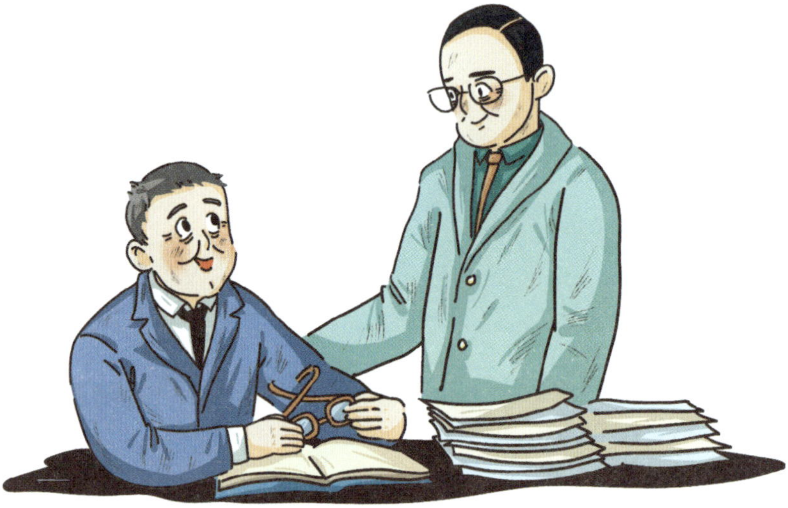

潘菲尔德（左）和贾斯珀（右）的愉快合作

他们的合作和研究成果帮助我们能更好地理解大脑的电活动模式，以及大脑不同区域的特定功能。

不可思议的脑机接口

随着科学技术的进步，脑电波的应用也在不断拓展，科学家开始探索利用脑电波控制外部设备的可能性。

1963 年，西班牙神经学家**荷塞 · 戴尔嘎多**进行了著名的**公牛实验**。

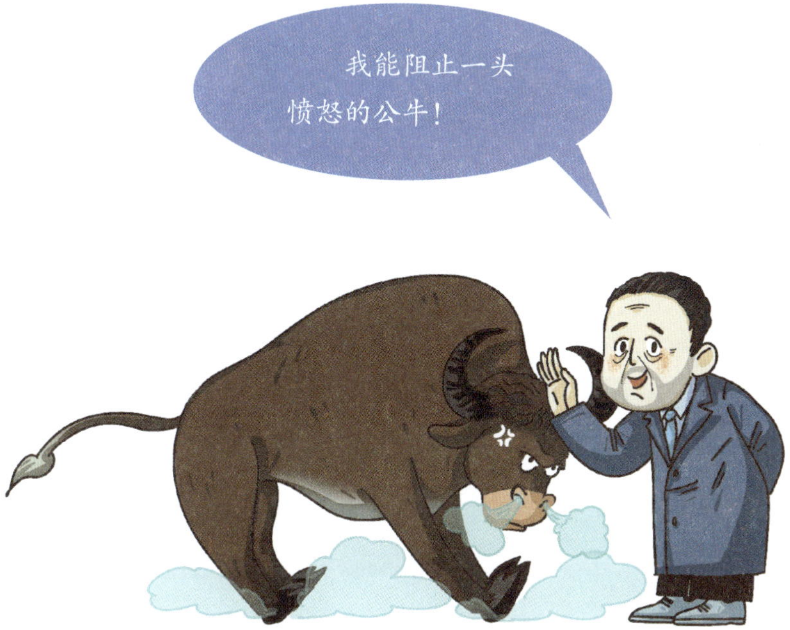

西班牙神经学家 戴尔嘎多

他在公牛的大脑中植入电极，并连接到一个无线电控制的装置上，用以测试能否阻止一头愤怒的公牛。

戴尔嘎多来到西班牙斗牛场，用他手中的红布来激怒带有装置的公牛。这真是个大胆刺激的实验，假如控制装置失效的话，他将付出惨痛代价。

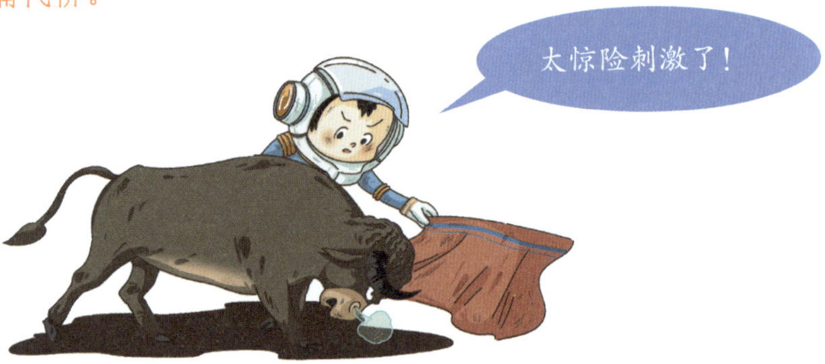

公牛先是怒视着戴尔嘎多和他手中的红布，然后猛地向他冲来，在公牛即将撞到他的时候，戴尔嘎多及时按下了遥控器的按钮，公牛大脑中的电极被激活，它的运动皮层受到了刺激。

奇迹出现了！公牛停止了冲刺。

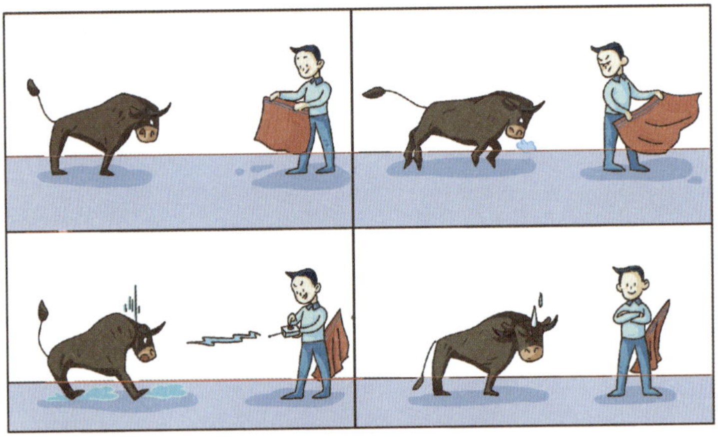

戴尔嘎多的公牛实验

实验证明，大脑和外部设备之间可以建立直接联系，通过**电刺激**可以直接控制大脑的活动和行为。因此，公牛实验奠定了脑控技术的基础！

戴尔嘎多又在猴子的大脑中植入电极。实验中的猴子，同样能够在电刺激下执行特定的运动，如举手、转头等。

除了脑控技术的成就外，戴尔嘎多还发明了一种早期的心脏起搏器。

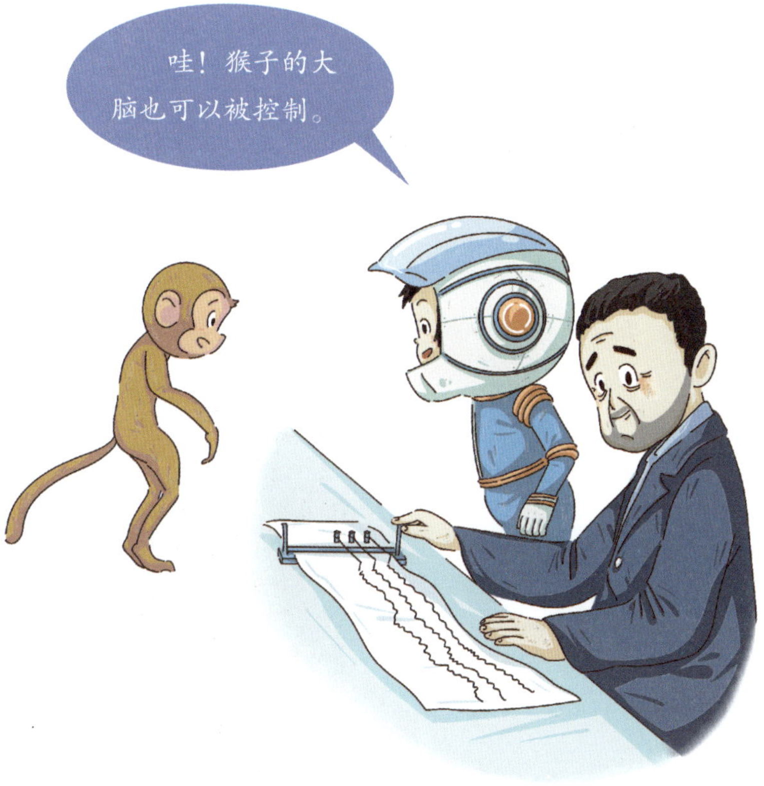

1969 年，美国神经科学家**埃伯哈德 · 费茨**进行了一项重要的**脑机接口**实验。

费茨在猴子运动皮层的单个神经元上植入微电极，并将微电极连接到仪表盘上。然后，他训练猴子调节特定的神经元放电频率，连接的仪表盘指针发生转动。

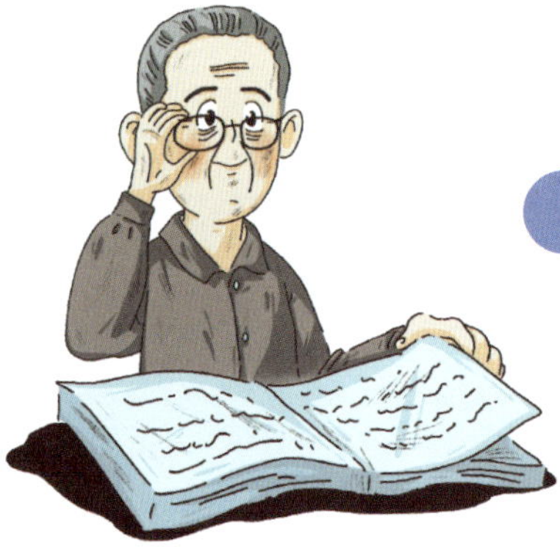

美国神经科学家 费茨

当猴子特定的神经元放电频率达到预设的数值时，猴子就会获得食物奖励。于是，猴子通过摸索，学会了自我调节特定的神经元放电频率，并以此来获得奖励。

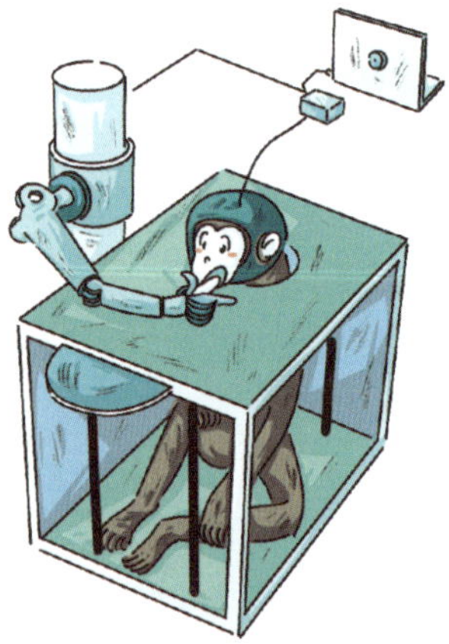

费茨的实验示意图

费茨的实验说明，猴子可以利用脑电信号控制外部设备，这是人类历史上第一个真正意义上的脑机接口实验。

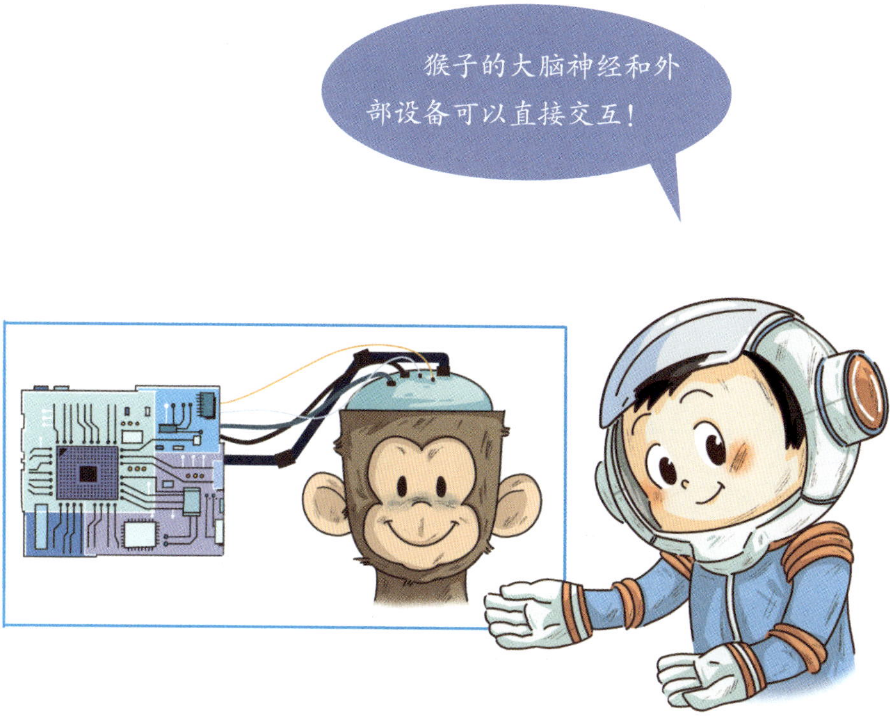

实验证明，神经元的活动是可以通过学习和训练进行调节的，也验证了大脑神经活动与外部设备之间是可以直接交互的，这为脑机接口的实际应用提供了早期的实验依据。

20 世纪 70 年代，美国神经科学家**埃米特·施密特**以及德国神经科学家**于尔根·克鲁格**，又对单个神经元如何响应特定的刺激进行了研究。

他们在实验猴子的大脑中，特别是针对初级运动皮层或视觉皮层中植入**微电极**。实验使用视觉或运动刺激，如光斑移动、肢体运动等，研究团队详细记录了猴子**单个神经元**的活动。

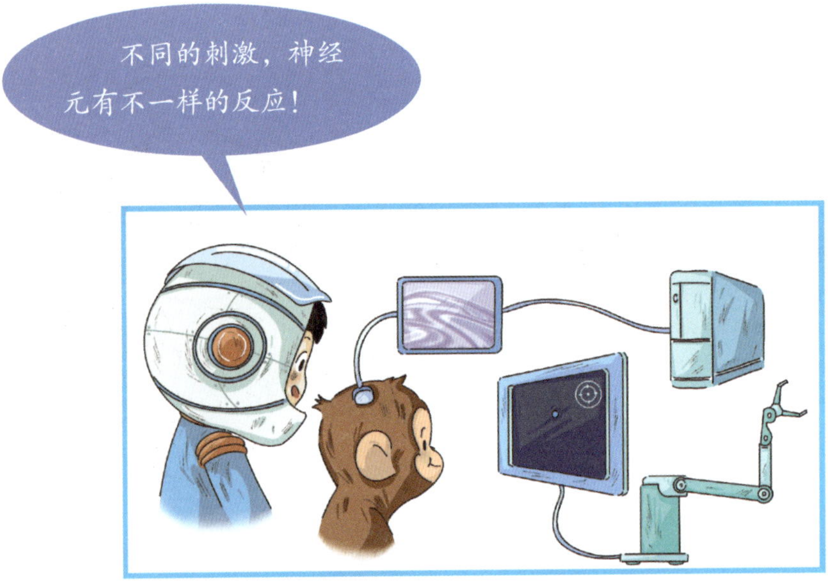

实验发现，猴子神经元对特定类型的刺激具有选择性响应，这为科学家理解大脑如何处理信息提供了线索，也为后来的脑机接口研究提供了基础实验数据。

自1924年人类首次测得脑电波，到20世纪70年代，脑电波相关科学经历了近半个世纪的发展与积累，终于从量变迎来了质变。

1973年，法国神经科学家、计算机科学家**雅克·维达尔**，发表了有关“直接脑机交流”的开创性理论和技术建议，首次使用了**“脑机接口”**（Brain-Computer Interface，BCI）一词来形容一个可以将脑电信号转化为计算机控制信号的系统。

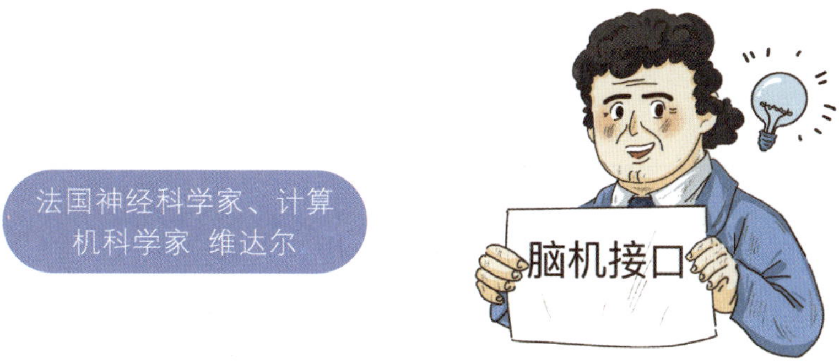

脑机接口作为一个“黑科技”术语正式出道！

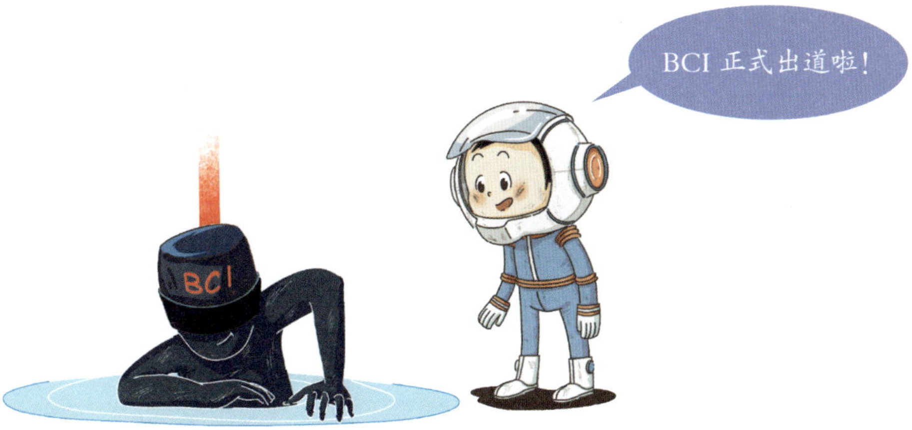

维达尔使用脑电图记录大脑的电活动，再通过算法分析这些信号，然后将其转换为计算机可理解的指令。

参与者通过改变脑电活动来控制计算机屏幕上的光标或执行简单的计算机指令。

维达尔创建的脑机接口系统属于**非侵入式**脑机接口系统。

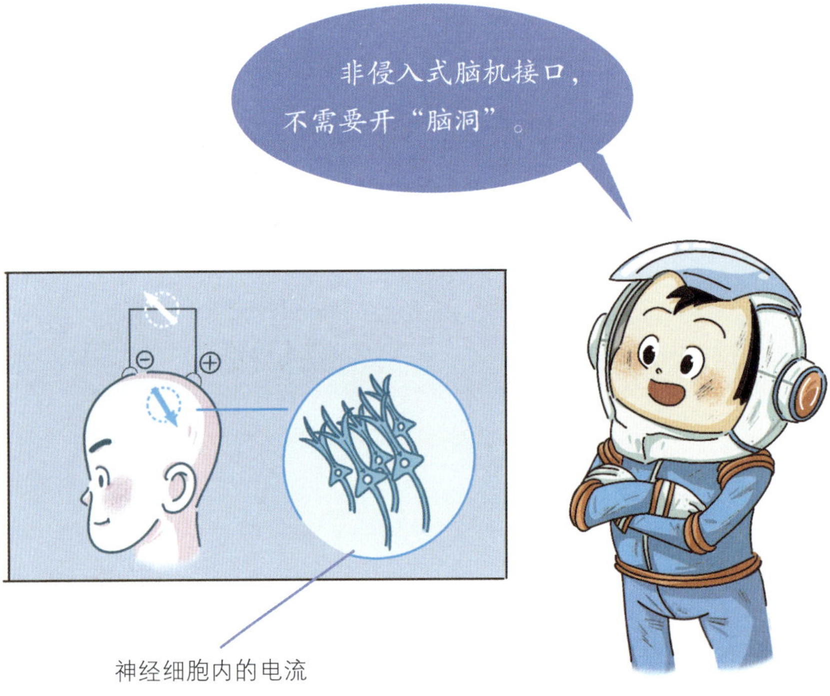

而前面介绍的费茨以及戴尔嘎多创建的脑机接口系统都属于**侵入式**脑机接口系统——需要开“脑洞”植入电极，这必然会对大脑组织造成一定的创伤。

维达尔的实验证明，通过脑电活动与计算机进行通信是可行的，从而为脑机接口技术的发展奠定了基础。

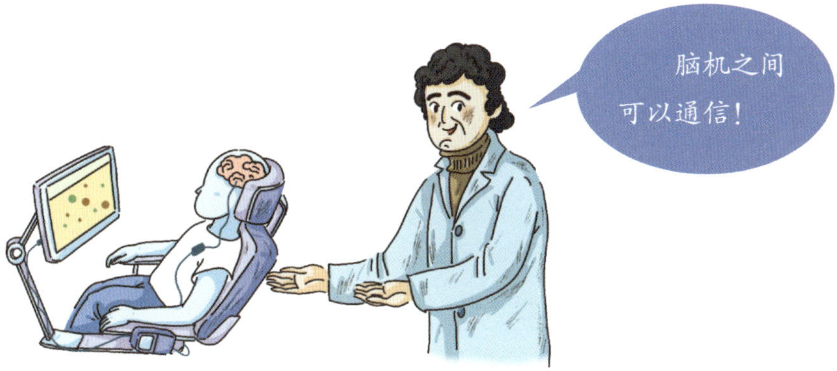

维达尔所说的**脑机接口**概念具体指的是什么呢？

概括来讲，脑机接口就是一种通过读取和解析脑电波来实现人与机器之间直接通信的技术，即利用传感器记录脑电波信号，再通过计算机算法解析这些信号，并将其转化为控制指令。

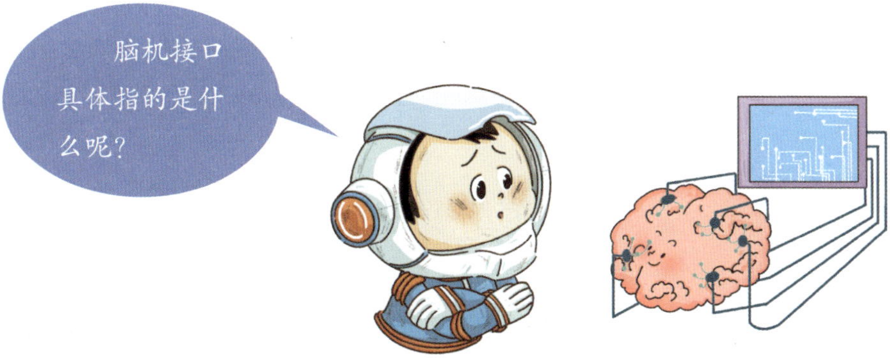

然而，接下来的十几年里，脑机接口仅停留在概念阶段，发展缓慢。

直到 1988 年，美国神经科学家**乔治·帕尔默**成功通过脑电波控制了一个简单的计算机程序。

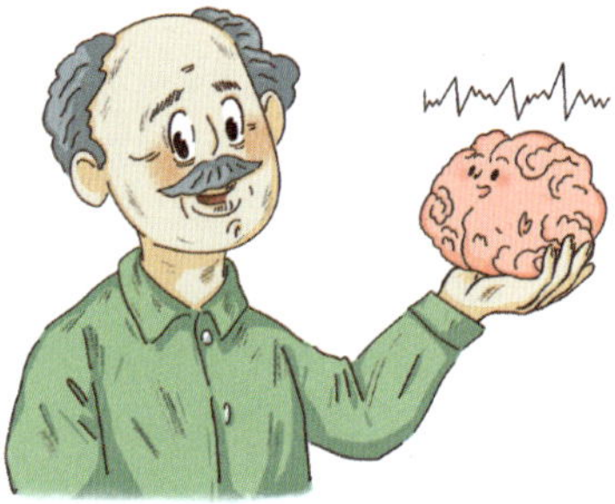

美国神经科学家
帕尔默

实验开始，帕尔默将脑电图设备的电极连接到参与者头皮上，开始记录大脑的电活动。

参与者根据屏幕上的反馈调整自己的**脑电波模式**，从而精确控制计算机程序。

这一实验，证明通过脑电波可以控制外部设备，这是脑机接口概念提出后的首次实际应用。

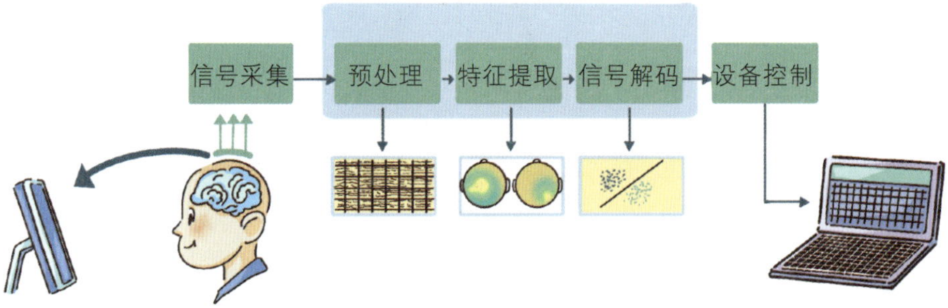

帕尔默的实验示意图

20 世纪 90 年代初，麻省理工学院的科学家开发了一种名为 P300 的脑电波信号处理算法。

P300 是大脑在接受刺激后产生的一种特定的脑电波信号，通常在刺激物出现后 300 毫秒左右出现，因此得名 **P300**。

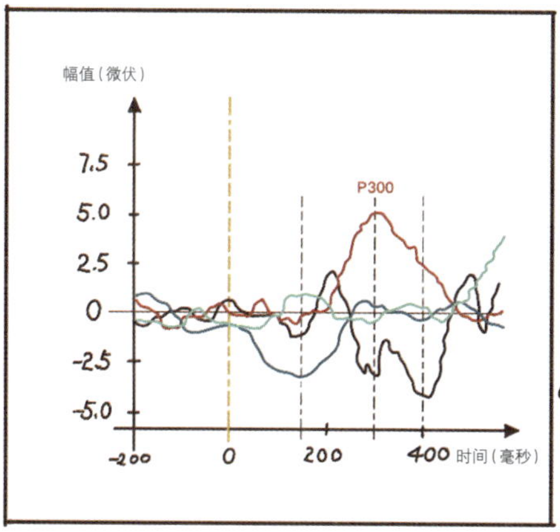

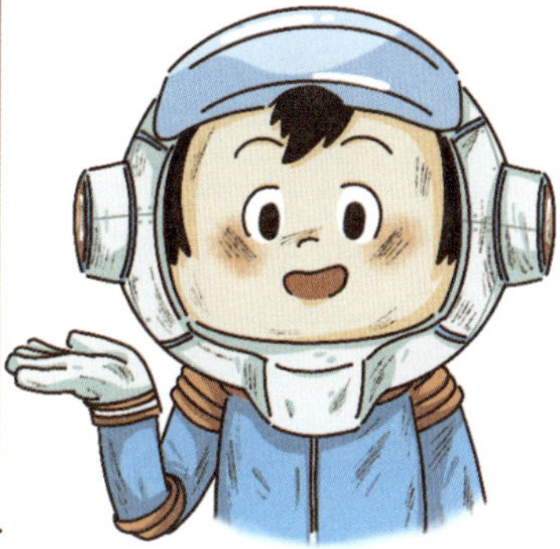

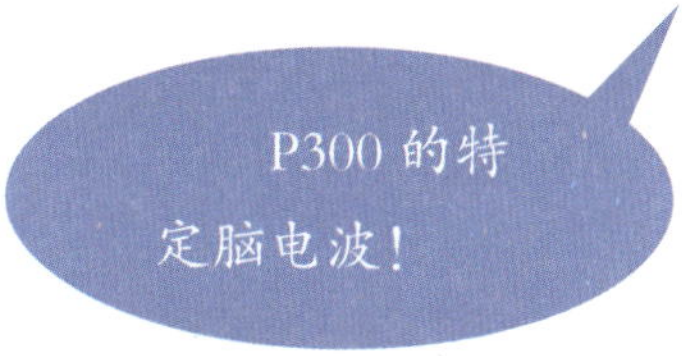

这种**算法**利用 P300 波形的特征，通过电极在头皮表面监测大脑活动，实现了对特定刺激物的识别和分类。通过这种方式可以实现诸如选择字母、控制光标等基于脑电波的应用。

1996 年，美国神经科学家**菲尔 · 肯尼迪**在闭锁综合征患者的脑中植入电极，患者可以用**意念**控制计算机屏幕上的光标，选择字母进行交流。

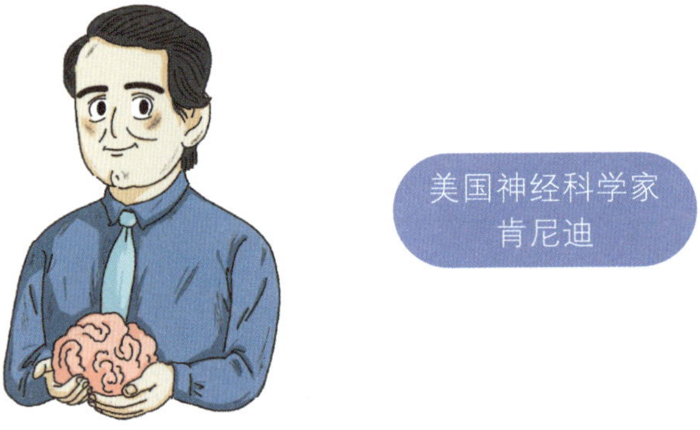

闭锁综合征是一种严重的神经障碍，患者虽然认知功能完好，但由于大脑损伤而无法进行口头或肢体交流。肯尼迪希望通过脑机接口技术，帮助这些患者恢复一定程度的交流能力。

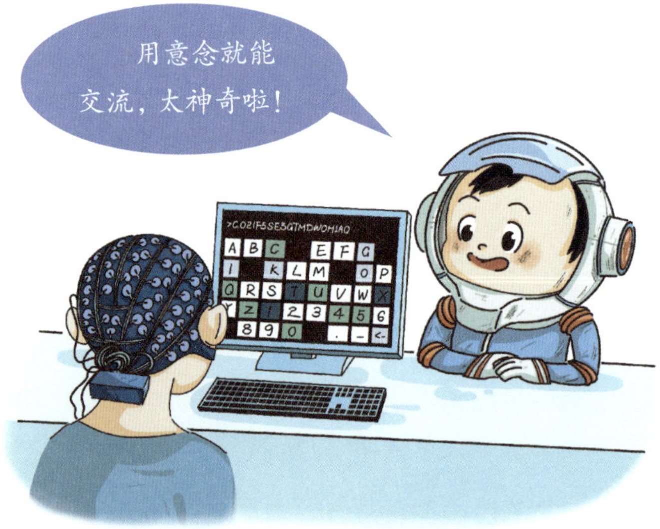

1999 年，巴西神经科学家**米格尔·尼科莱利斯**和美国神经科学家**约翰·蔡平**，开展了多神经元记录实验。

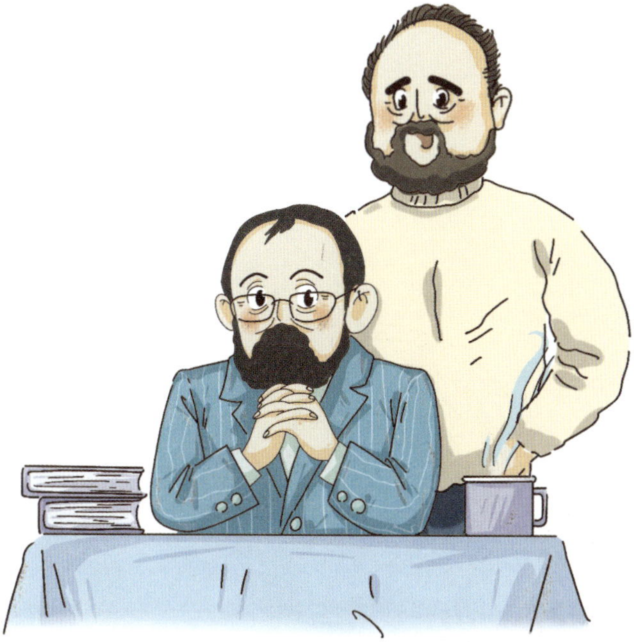

尼科莱利斯和蔡平

他们选择老鼠作为实验对象，在其大脑运动皮层植入**微电极阵列**，然后记录老鼠大脑中多达 50 个神经元的联合活动，并解码这些信号，实现通过大脑控制机械臂的目标。

尼科莱利斯和蔡平团队先训练实验老鼠，让它们通过大脑活动来控制机械臂，以获得食物奖励。

在此过程中，电脑同时记录和分析**多神经元**的活动，识别与机械臂运动相关神经元的运行规律。

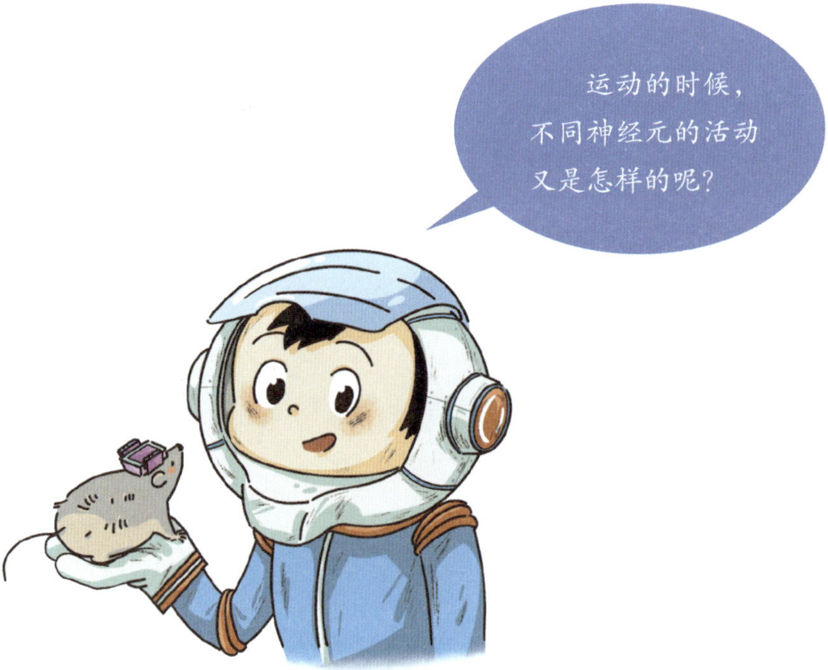

尼科莱利斯意识到，大脑不是被动的信息解码者，而是动态的、分散的现实塑造者。由此，他们发现了大脑运行的新模式。

尼科莱利斯是脑机接口技术发展的重要推动者，他创办并领导了全球最著名的脑机接口实验室——**杜克大学神经网络与脑机接口实验室**。

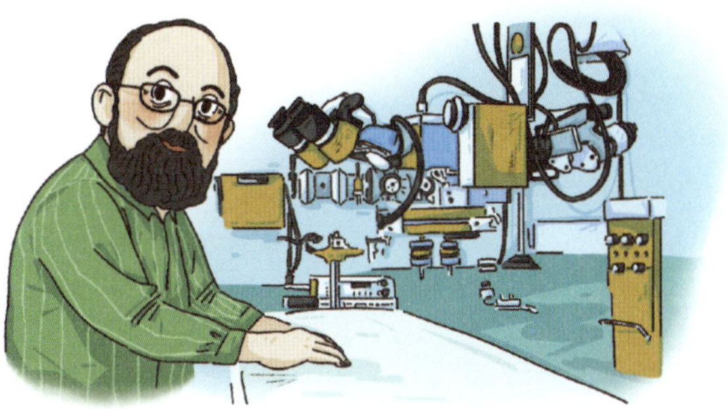

尼科莱利斯和他的实验室

2000 年前后，尼科莱利斯和他的团队成功开展了多项闻名世界的开创性研究，包括猴子控制机械臂实验、跨大陆控制机器人实验、**“机械战甲”外骨骼**项目等，我们将在后面的章节中详细介绍。

他还出版了大量学术论文和著作，其中不乏广受欢迎的科普读物，比如《脑机穿越》等。

尼科莱利斯的著作《脑机穿越》

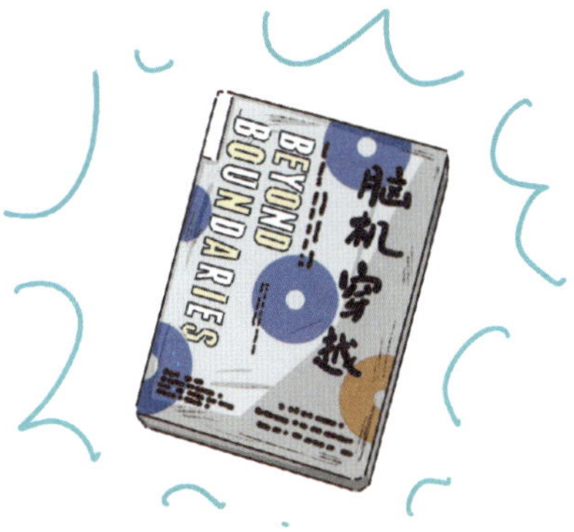

进入 2000 年以来，科学家在脑电波模式识别及其应用领域等方面，进行了许多重要的研究。

比如，识别运动意图的研究。被试者在研究人员的指导下进行训练，通过想象或实际进行特定的运动任务，比如手臂运动或指向某一目标等。在这些任务中，特定的运动意图会引起大脑特定区域的脑电活动变化。

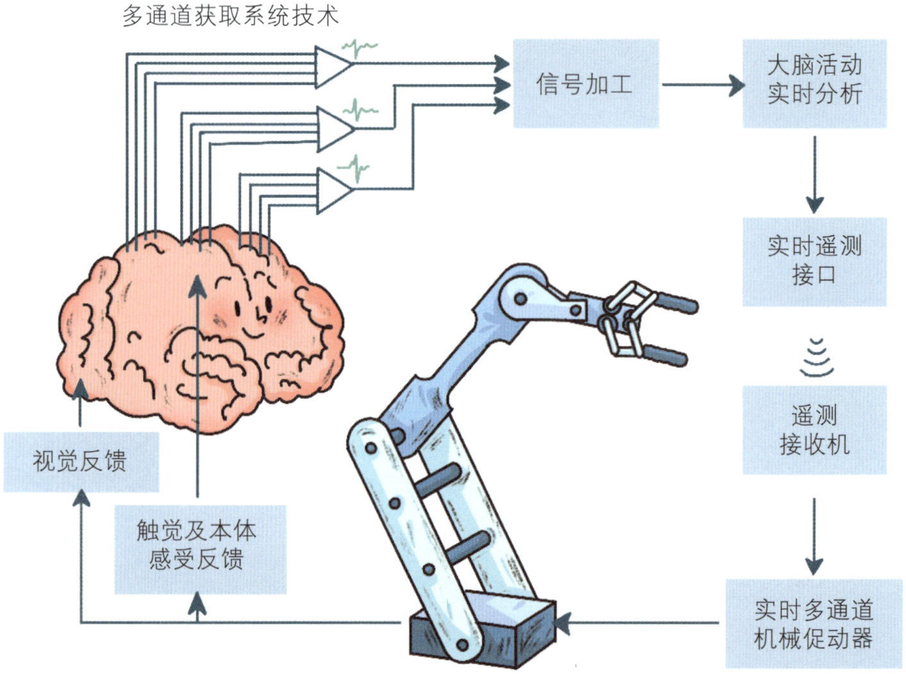

脑机接口的一般形式

通过准确地识别运动意图，就能够开发通过**意念控制**的外部设备，如假肢、轮椅等脑机接口系统。

2005 年之后，利用大脑的植入物控制计算机光标，成为脑机接口技术的一个重要分支。

研究人员通过手术将**微电极**或**电极阵列**植入到被试者的大脑皮层中。

脑电信号经过优化算法解码后，转换为计算机系统能够理解的指令，例如移动计算机光标或选择屏幕上的物体等。

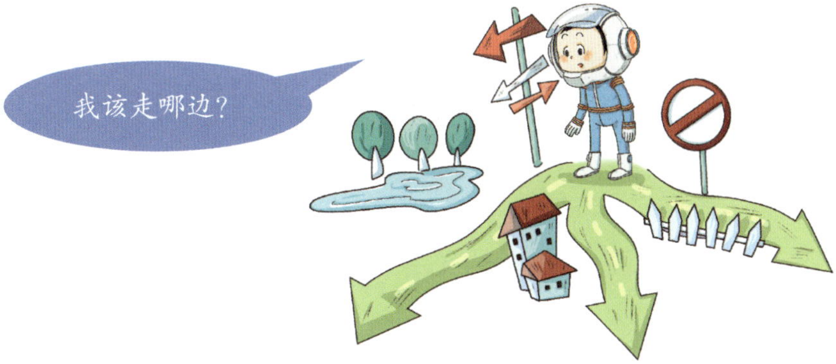

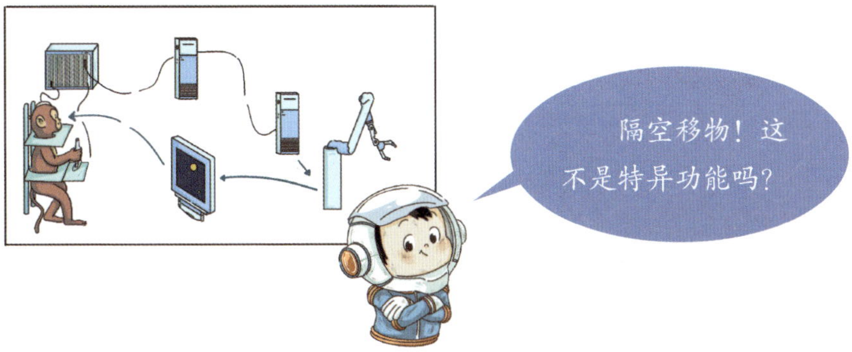

最后，被试者可以通过意念，实现实时的、精准的运动控制功能。

阿尔茨海默病是一种脑部疾病，得病后，患者的记忆力、认知能力及语言功能等方面都会出现严重障碍，因此，这一疾病的治疗成为全世界科学家需要攻克的难题之一。

海马体是大脑中负责形成和存储记忆的重要区域。

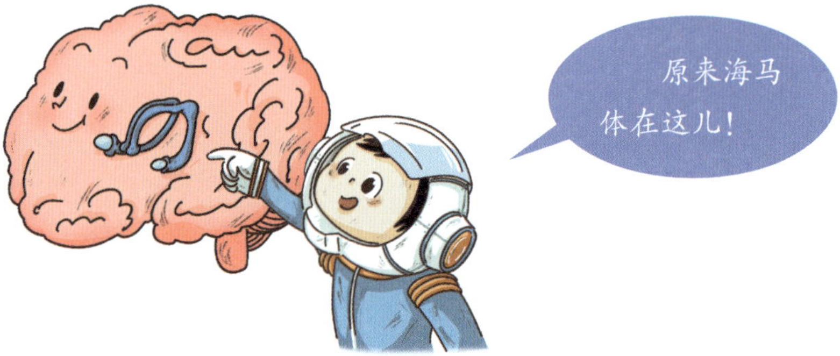

美国神经科学家**西奥多·伯杰**教授意识到，如果能人工模拟出海马体的功能，是不是有助于治疗阿尔茨海默病呢？

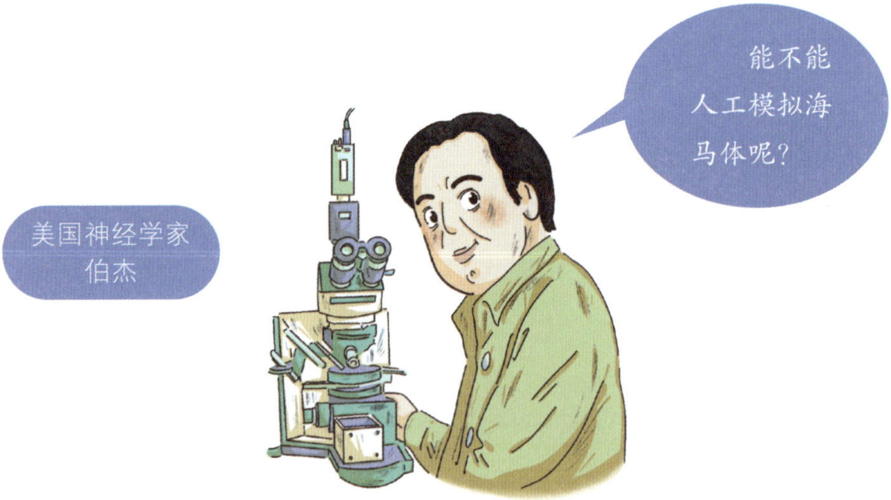

2009 年，伯杰教授及其团队成功研制出了一种**神经芯片**，它能够模拟海马体的神经信号处理功能，从而实现恢复或增强记忆功能。

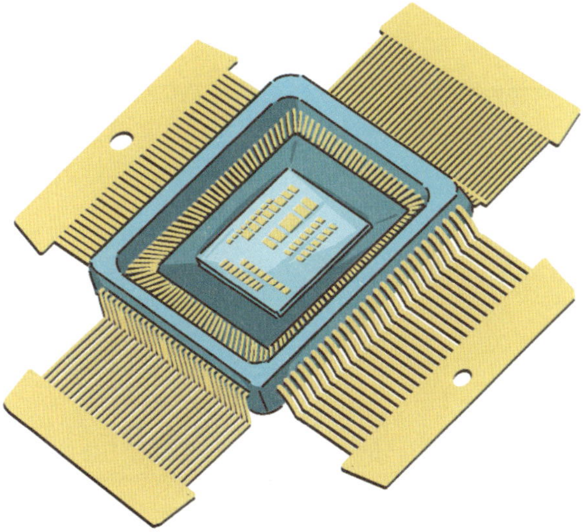

模拟海马体功能的神经芯片

于是，研究团队使用老鼠作为动物模型进行了神经科学研究。

老鼠脑中的微电极阵列，记录着海马体在不同行为和记忆任务中的神经活动数据，科学家将这些数据传输到电脑中。这些数据经电脑分析处理后，研究团队建立起了海马体信号处理的计算模型。这个计算模型被嵌入到神经芯片中，使得芯片能够模拟海马体的功能。

接下来，将两组海马体受损的老鼠投入到实验中，其中一组植入了**神经芯片**，测试老鼠在迷宫任务中的表现，比较有无芯片植入情况下的差异。

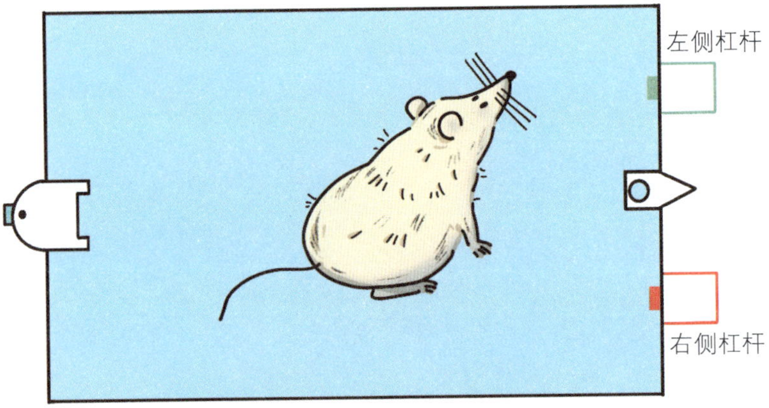

伯杰教授的实验示意图

实验结果表明，植入神经芯片的老鼠在记忆任务中的表现显著改善，芯片帮助老鼠恢复了部分记忆功能。

这一实验的成功，标志着脑机接口和神经修复技术的重大进展。

知识延展："非侵入式"脑机接口

目前，按照是否需要侵入大脑，以及侵入的程度划分，脑机接口技术可分为非侵入式、侵入式，以及半侵入式三类。

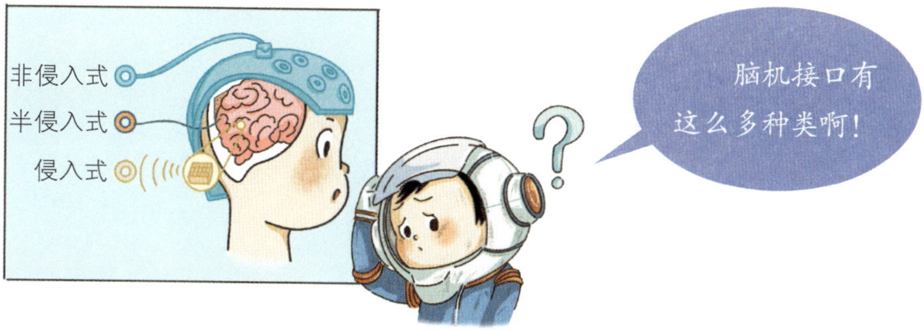

非侵入式技术，也是最早的脑机接口技术。它无须侵入大脑，即在头骨外检测信号，再对神经元实施刺激。

脑电图设备就是一种常用的非侵入设备，它主要依靠贴在头皮上的电极来读取神经元的电信号。

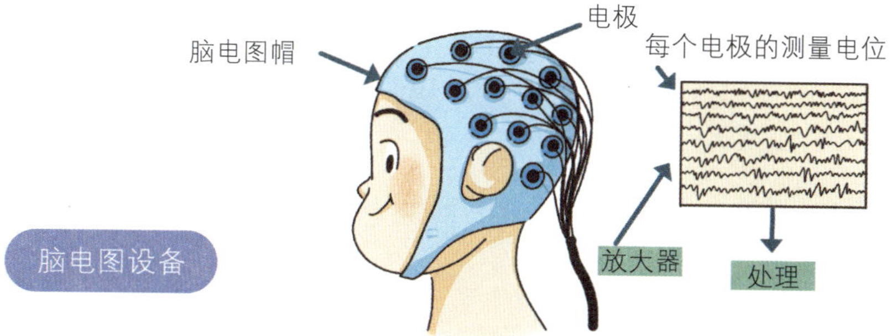

然而，这种设备的缺陷也是非常明显的。因为隔着颅骨和头皮，脑电图设备可读取的电信号弱、精度低，甚至很难监测到来自大脑深层的电信号。

另一种非侵入设备是**脑磁图（MEG）**，它监测的主要是神经元电活动带来的磁场变化，而不是电流变化。

还有一类间接推断神经元活动的非侵入设备，就是**功能性磁共振成像**（fMRI）和**功能性近红外成像**（fNIRS）。它们的工作原理都是根据神经元的电活动产生的周边血流量变化来推断神经元本身的活动。

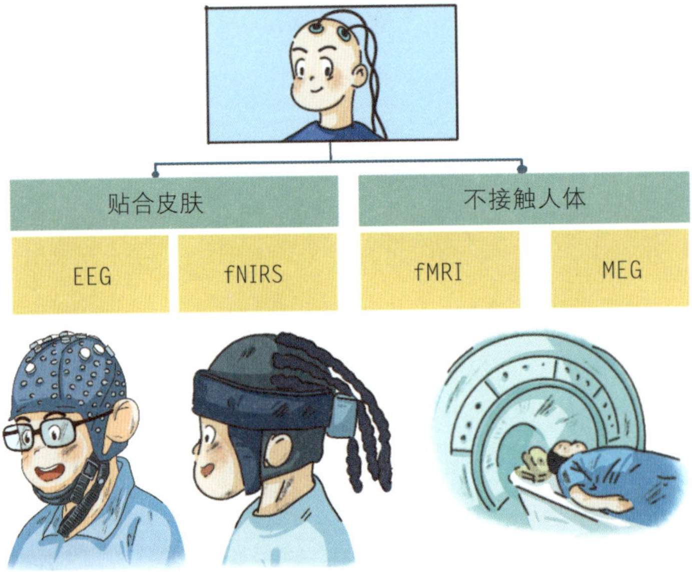

不同类型的非侵入式脑机接口

这类设备的缺点是在记录的时间精度上要略微逊色一些。

负责刺激神经元的非侵入设备，主要有**经颅磁刺激**（TMS）和**经颅超声**（TCD）。前者是通过磁场来刺激神经元，后者则是借助于超声波。

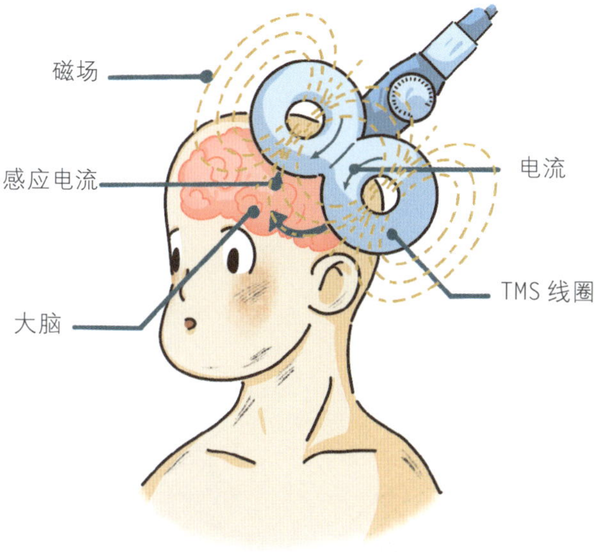

经颅磁刺激

这两种设备都可以在不开颅的状况下，对脑内的神经元直接进行刺激，从而达到干预其行为的效果。

科学家普遍认为，非侵入式技术在工作效率上要低于侵入式技术。然而，非侵入式脑机接口已经让**意念打字**成为了现实。可见，非侵入式技术仍具有很大潜力。

第二篇 脑机接口的爆发

为什么受伤的总是猴子？

本书的第一篇，我们重点介绍了脑科学的一些基础知识，以及有关脑机接口的部分探索性研究。什么是**脑机接口**，相信你已经有了一个大概的印象。

别着急，接下来的内容将继续精彩，甚至有些科幻呢！

其实人的大脑并不总是正确的，它经常会产生错觉。

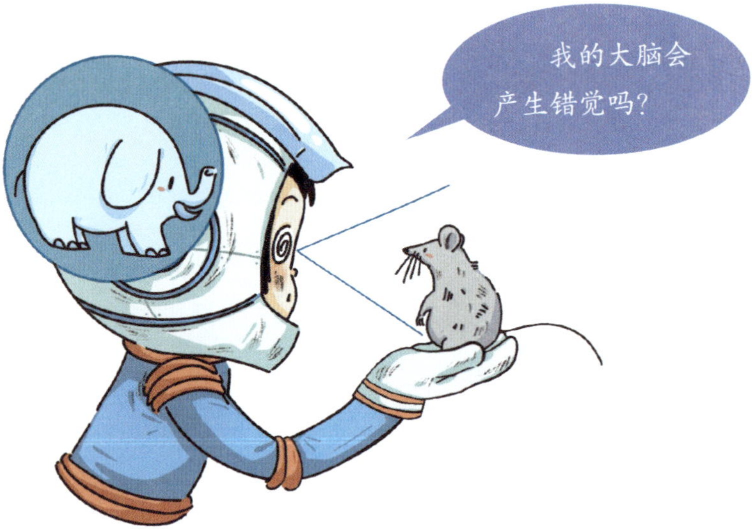

比如精神疾病患者产生的**幻觉**，以及截肢患者有时会感觉到不存在的肢体产生的疼痛，等等。

但错觉不都是不好的，有些错觉还能为我们所用。

比如，看电影时的**“身临其境”**，感觉自己就在电影的场景之中。

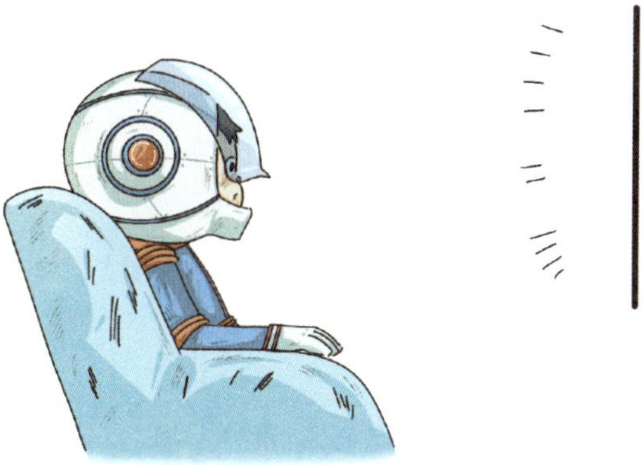

身临其境

羽毛球高手可以**“人拍合一”**，感觉球拍已经是自己身体的一部分了，有了这种细微的感觉，就可以精准地控制球拍。

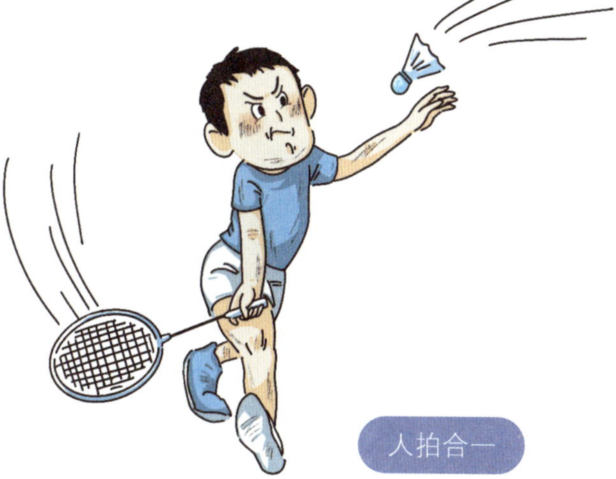

人拍合一

1998 年，美国心理学家**马修 · 博特文尼克**和**乔纳森 · 科恩**设计了一个经典的心理学实验——**“橡胶手错觉”**实验。

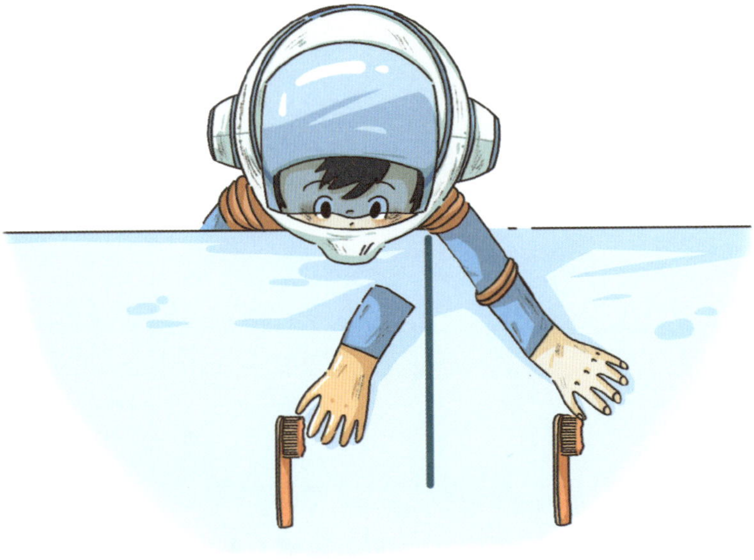

“橡胶手错觉”实验

受试者坐在桌子前，左手（或右手）放在屏幕后面，使其看不见。在受试者的视野中放置一只橡胶手，位置与隐藏的真实手位置相同。

实验者用两支小刷子同时在橡胶手和受试者的真实手上刷动，以产生相同的触觉刺激。

受试者可以看到橡胶手被刷动，同时感觉到自己的手也在被刷动。这种同步的视觉和触觉刺激使受试者逐渐感到橡胶手是自己身体的一部分。

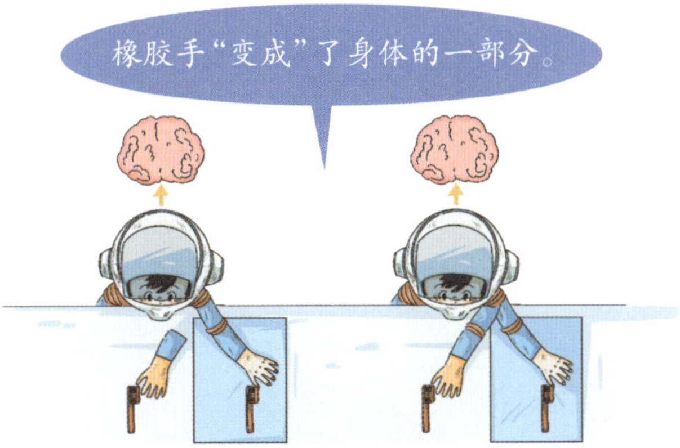

经过一段时间的同步刺激，受试者的**错觉**已经非常真切了。此时，假如突然改用尖刀刺向橡胶手，受试者会立即做出反应，真实的手会迅速躲开。

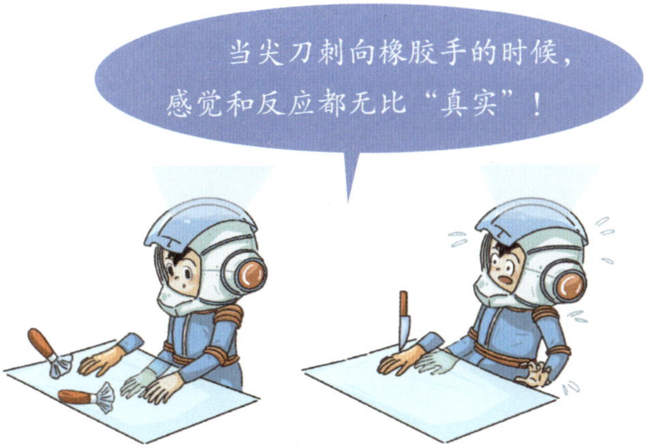

这个实验说明大脑有着强大的**可塑性**，大脑会主动塑造自我感，以及身体存在的边界。

“橡胶手错觉”实验以及后来的一系列实验显示，大脑会将外部的工具同化为身体的一部分，变成身体“真实”的外延。比如，大脑不停地忙着把我们的衣服、鞋子、汽车、鼠标等器具，延伸为我们身体的扩展部分。

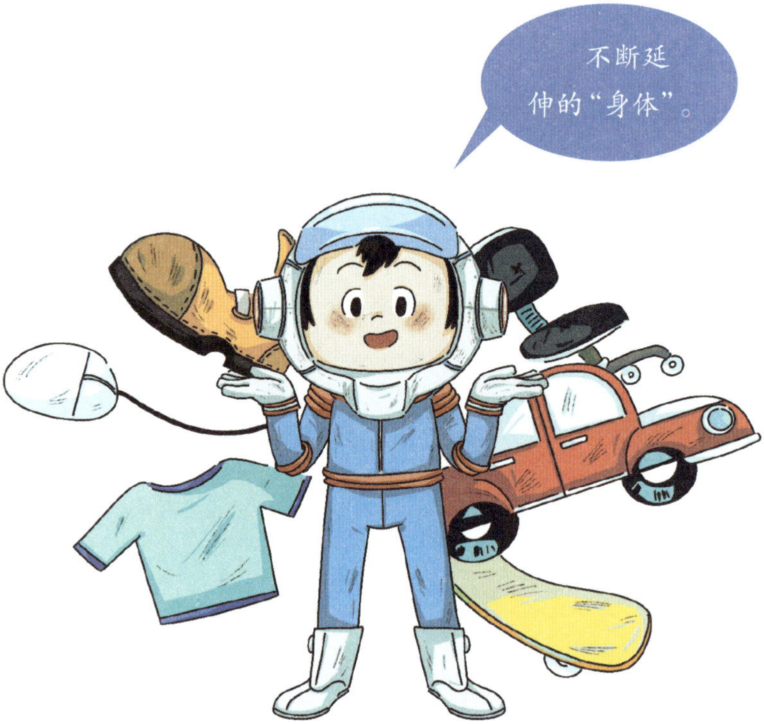

这些**“错觉”实验**，为脑机接口技术的应用提供了理论支持。特别对于中风或截肢患者，可以帮助他们重新建立对身体部位的感觉。

搞了这么长时间脑机接口的基础研究，该在**人脑**上应用一下了吧！

不行！直接在人脑上实验风险太高，有可能会伤及大脑，甚至会危及生命！

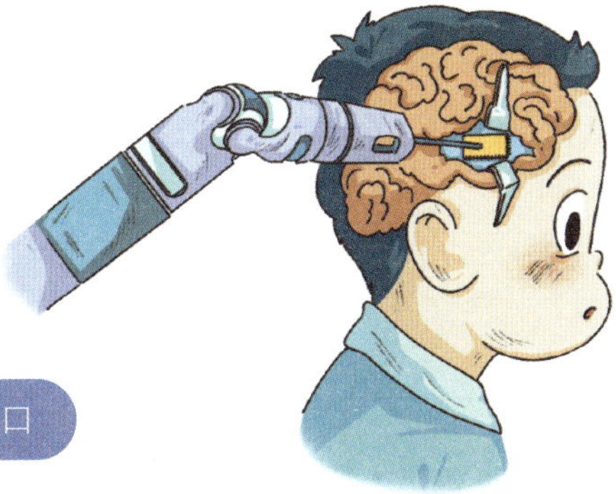

危险的脑机接口

那么，还是用**老鼠**做实验吧。

且慢，低等动物的大脑结构和聪明程度远不如人类，实验结果对人的参考价值有限。

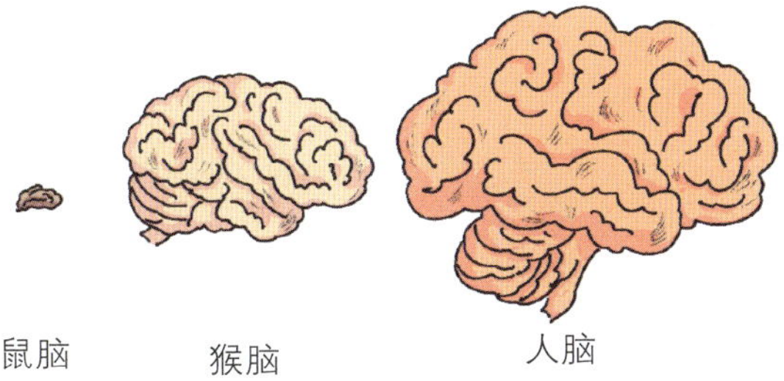

鼠脑、猴脑和人脑的比较

最终，猴子几乎是科学家的唯一选择。

首先，猴子的神经系统和人类非常相似，特别是**灵长类动物**的大脑结构和功能。

其次，猴子具有较高的智商和复杂的行为模式，能够完成一些复杂的任务和训练。

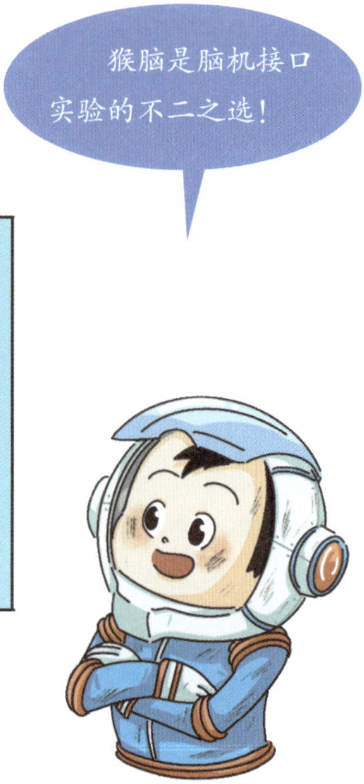

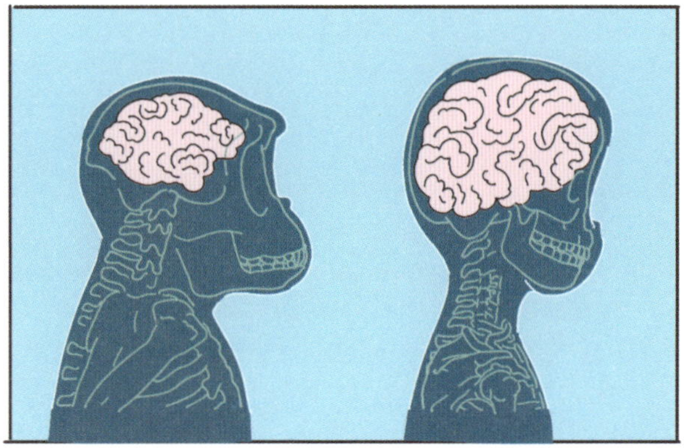

最后，相比直接在人类身上进行**高风险**的实验，使用猴子进行初步测试被认为是一种相对可接受的替代方案。

在众多参与脑机接口实验的猴子中，有几只著名的**“明星”猴子**，它们在实验中表现出色，取得了惊艳的实验结果。

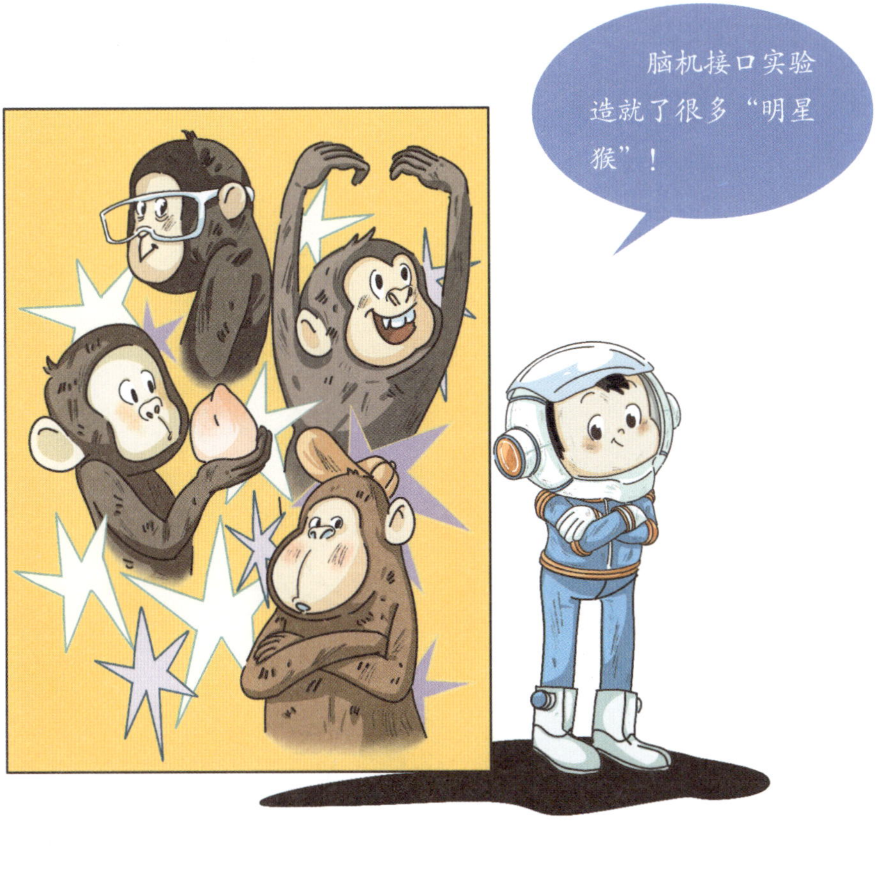

2006 年，两只叫作**贝拉**和**奥罗拉**的猴子，参与了布朗大学一系列著名的脑机接口实验。这两只猴子通过大脑植入电极控制机械手臂，展示了猴子可以通过脑电信号精确地操控机械手臂，完成抓取物体等复杂任务。

贝拉是个“电子游戏迷”，经过几个月的训练后，它发现：当屏幕上出现光线时，只要按照光线的方向拉动操纵杆，它就能喝到一口喜欢喝的果汁。

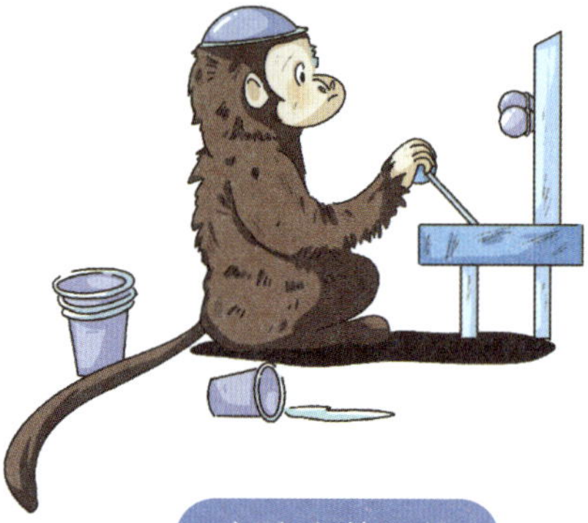
实验中的贝拉

在实验的过程中，贝拉会戴上一顶**特殊的帽子**，帽子下面有 4 个连接器，分别连接着植入大脑皮层的微电极阵列。贝拉大脑指挥手臂完成游戏的动作信号，被完整地记录下来。

同时，这些信号被传送到电脑上，电脑控制着两个机械手臂。

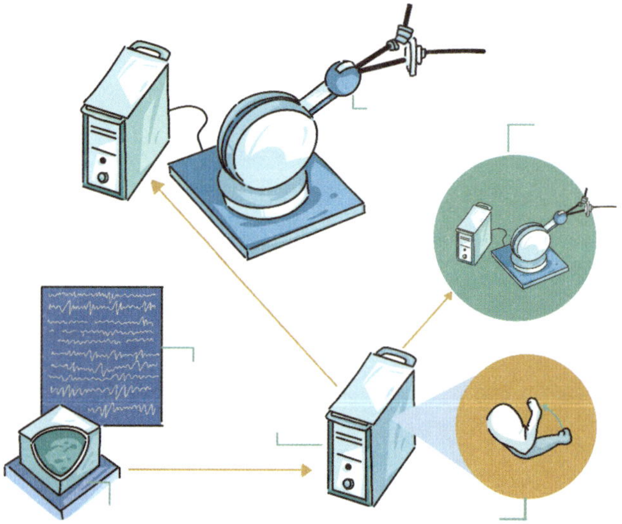
贝拉的大脑控制着两个机械手臂

奥罗拉也爱喝果汁，不过它玩的游戏与贝拉的不同。**奥罗拉**需要精确地控制**操纵杆**，去抓住屏幕上随机出现的一个圆圈。如果它在5秒内成功抓住了目标，它就能喝上一口美味的果汁。

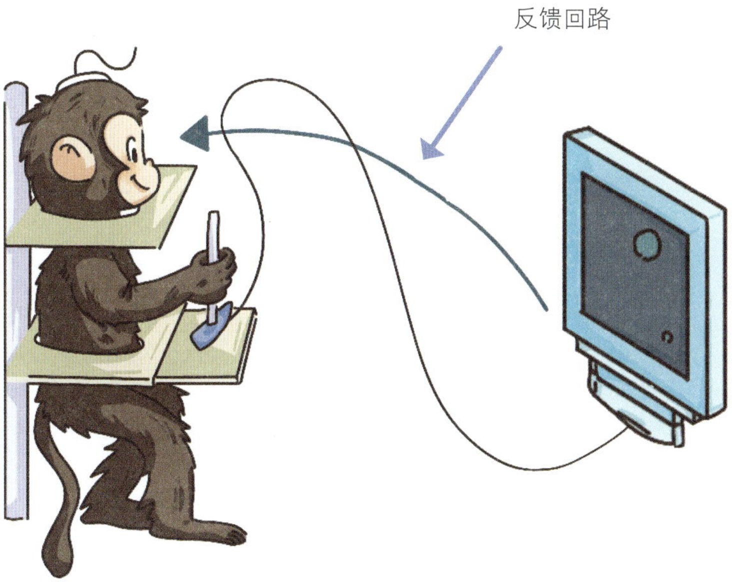

实验中的奥罗拉

跟贝拉一样，奥罗拉的游戏过程也被电脑全程追踪，直至电脑完全破解了不同信号的准确意图。也就是说，奥罗拉在完成游戏动作的同时，电脑也在同步改进着它的**数学模型**。

机械手臂根据电脑的信号，模拟奥罗拉的手臂及手部动作。也就是说，奥罗拉的运动思维，不仅控制着它自己的手臂，还控制着机械手臂。渐渐地，**机械手臂**的动作越来越精确。

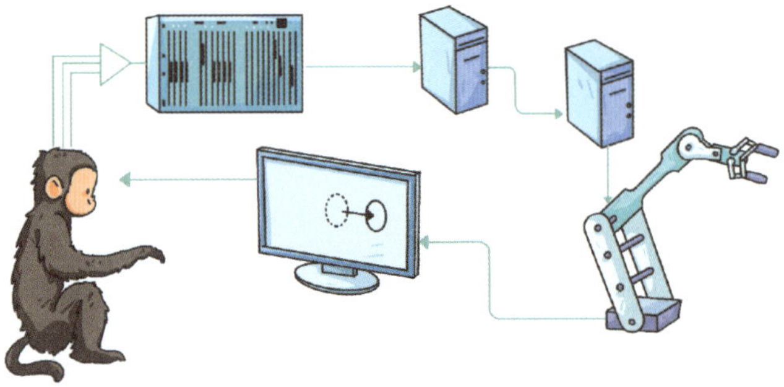

复杂的脑机接口实验

接下来，研究人员将操纵杆移到奥罗拉够不着的地方，并改由机械手臂来控制操纵杆。奥罗拉要想完成游戏喝到果汁，只能通过**脑机接口**来完成这项任务了。它大脑中的想法开始引导机械手臂，最终准确抓住了屏幕上的圆圈。

奥罗拉失去了操纵杆，却让它的思维得到了解放。

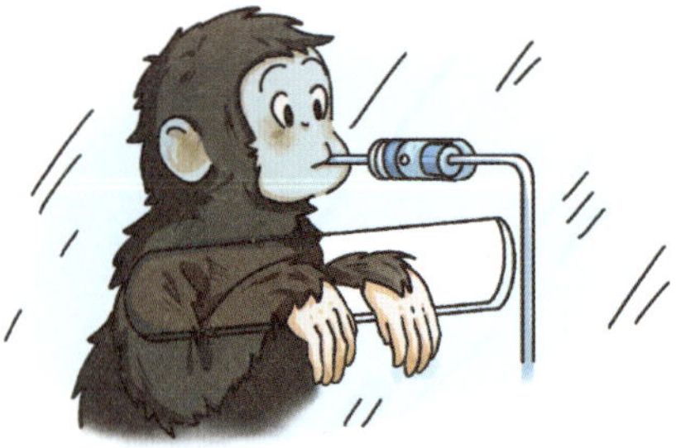

放飞思维中的奥罗拉

2008 年，美国杜克大学完成了一项著名的**“月球行走”**脑机接口实验，一只名叫**伊多亚**的猴子完成了这项壮举。

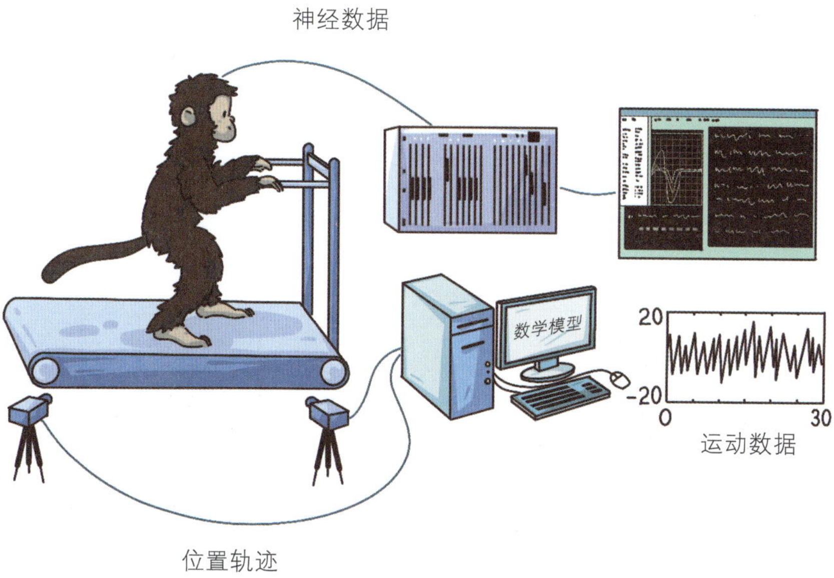

“月球行走”脑机接口实验

状态良好的伊多亚被轻轻放在了跑步机上，提前植入的脑机接口植入物也工作正常。在跑步机上行走是伊多亚喜欢的一款游戏，玩得好的话，可以得到葡萄干等好吃的奖励。

因此，伊多亚目标明确，开始急切地走动起来。一台大型计算机不仅记录着它的数千个大脑信号，还通过摄像机捕捉着它的行走动作，并将这两种数据匹配到一个**数学模型**中去。

与此同时，远在日本京都的实验室中的一台跑步机上，则放上了一台可以行走的**机器人**。

伊多亚保持着它的步态，大脑的运动信号也在通过脑机接口有规律地持续输出。

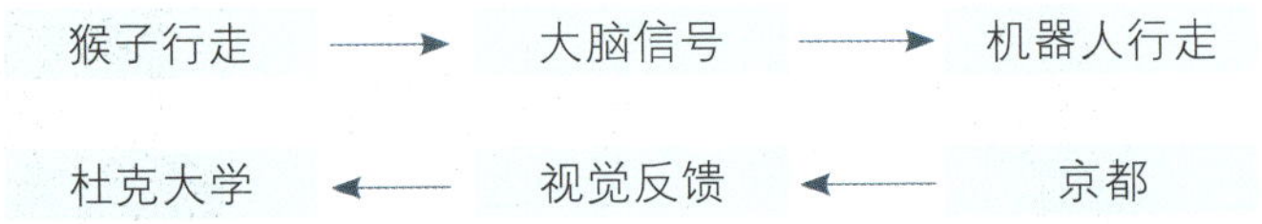

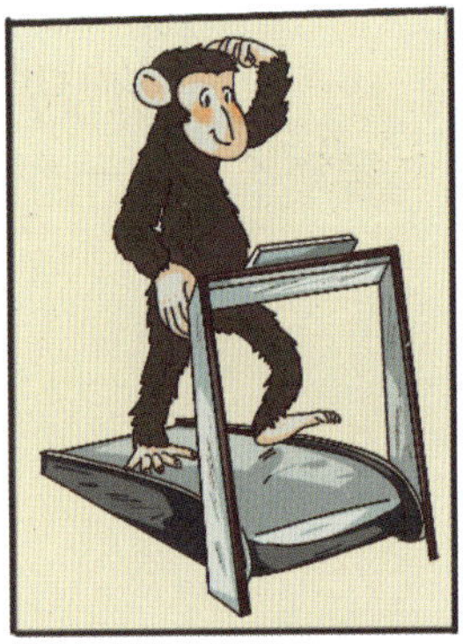

伊多亚

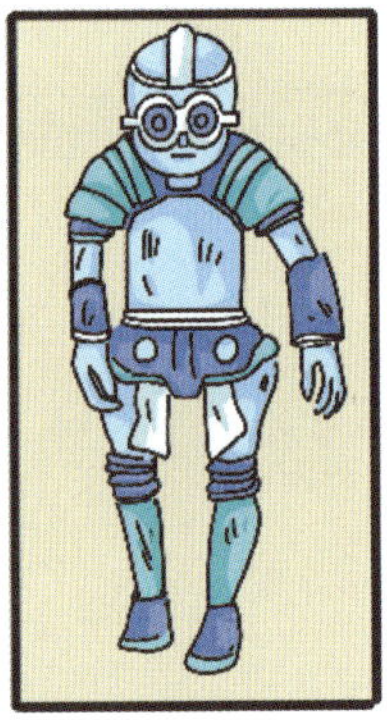

机器人

伊多亚远程脑控机器人

远在日本的机器人通过互联网接收到伊多亚的脑信号后，也开始走动起来。虽然在时间上延迟了230毫秒，但机器人的步态与伊多亚的完全一样！

伊多亚通过投影，也能看到机器人与自己一样的步伐。

也就是说，体重只有5.5千克的猴子，用它的大脑控制了地球另一端重达90多千克的机器人！

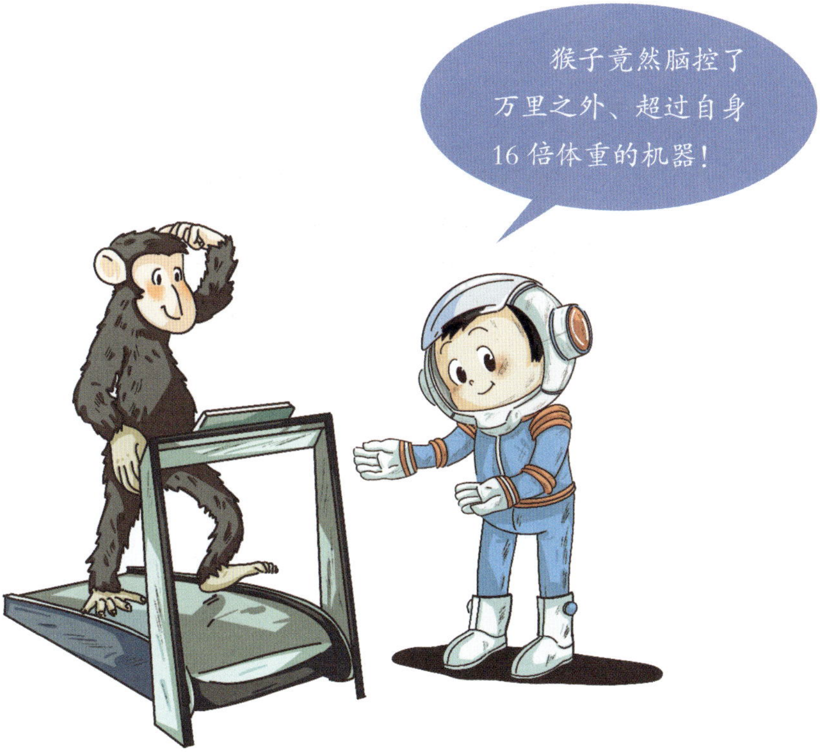

更不可思议的是，当**伊多亚**逐渐停下跑步后，它紧紧盯着投影屏幕，但它的大脑仍然在发出行走指令，机器人则继续迈着有节奏的步伐。

这一实验被誉为是“伊多亚与机器人之间横跨地球的伟大跳跃”。实验展示了脑机接口技术的**远程控制能力**和应用前景，为未来的远程医疗和操作提供了可能性。

2013 年，尼科莱利斯教授进行了一项**“大脑到大脑”**的脑机接口实验。

参与这个实验的两只猴子，分别叫**安德鲁**和**艾什**，通过脑机接口系统，它们成功实现了大脑到大脑的信号传输和解读。

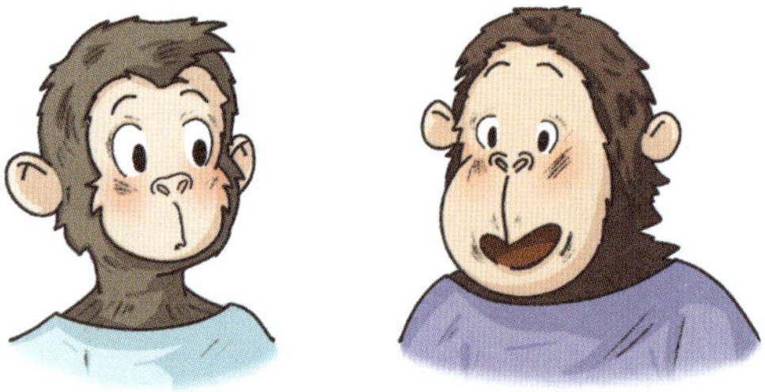

安德鲁和艾什

实验开始前，安德鲁和艾什的大脑运动皮层中分别被植入了微电极阵列。安德鲁被定位为大脑信号的**“发射者”**，负责产生和传输大脑信号；艾什被定位为**“接收者”**，负责接收和解读来自安德鲁的大脑信号。

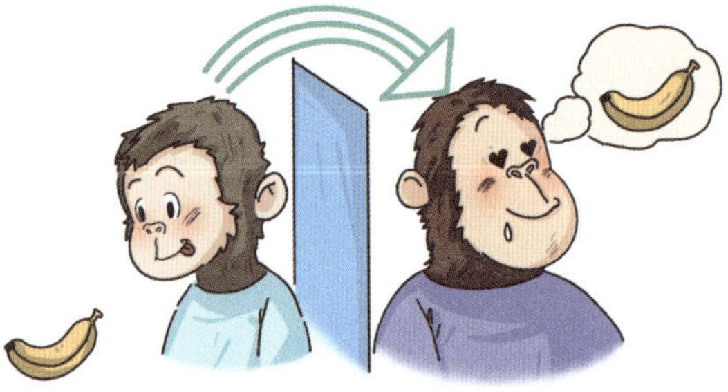

安德鲁的微电极为“发射者”，艾什的微电极为“接收者”

经过训练，安德鲁和艾什都可以用意念通过脑机接口控制计算机屏幕上的光标。

实验开始，安德鲁大脑的神经活动信号被记录下来，并通过计算机系统处理后，实时传输到艾什的大脑中。

艾什的大脑接收到这些信号后，在没有看到安德鲁动作的情况下，居然完成了安德鲁相同的动作！

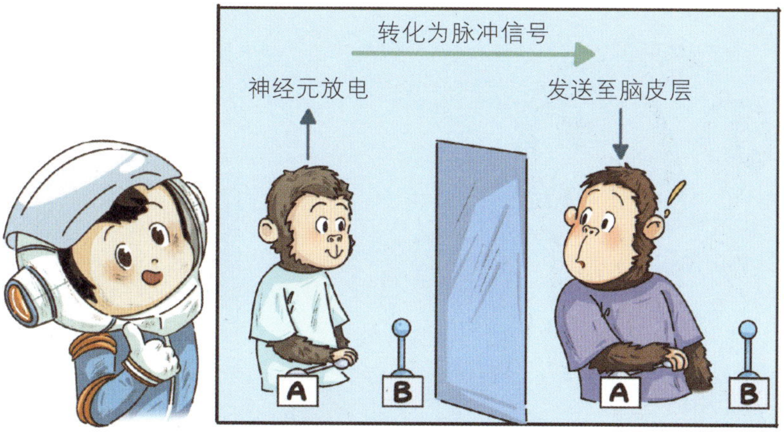

两只猴子完成了相同的动作

这表明艾什的大脑成功**解读**了来自安德鲁的**神经信号**，并完成了相应的动作。

这一实验首次证明了脑信号可以在两只动物之间直接传递和解读，开创了大脑到大脑通信的新领域。

2021 年，美国神经连接（Neuralink）公司发布了一项引人注目的实验，一只名叫**佩吉**的猴子通过在大脑中植入电极，学会了用意念玩电子乒乓球游戏。

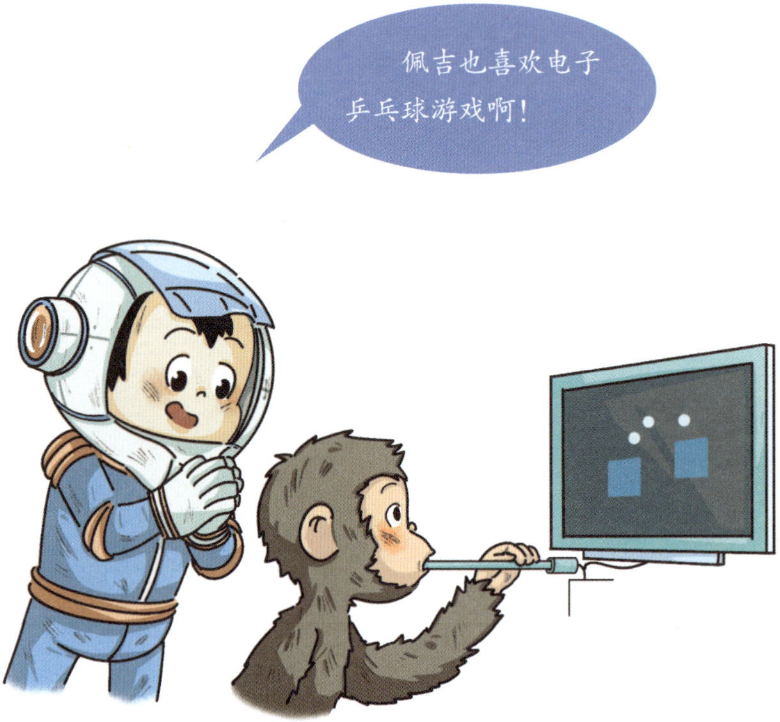

9 岁的佩吉很喜欢这款简单的电子乒乓球游戏，大脑中被植入的微电极，不仅能够记录大脑的神经活动信号，还能通过无线传输装置将这些信号传输给计算机。

佩吉最初被训练使用操纵杆来控制游戏中的光标。每当它成功地将光标移动到目标位置时，就会通过吸管奖励它一口香蕉冰沙。

在此过程中，研究人员分析了其大脑活动与手部运动之间的关系，并建立了大脑信号与游戏控制之间的**映射模型**。

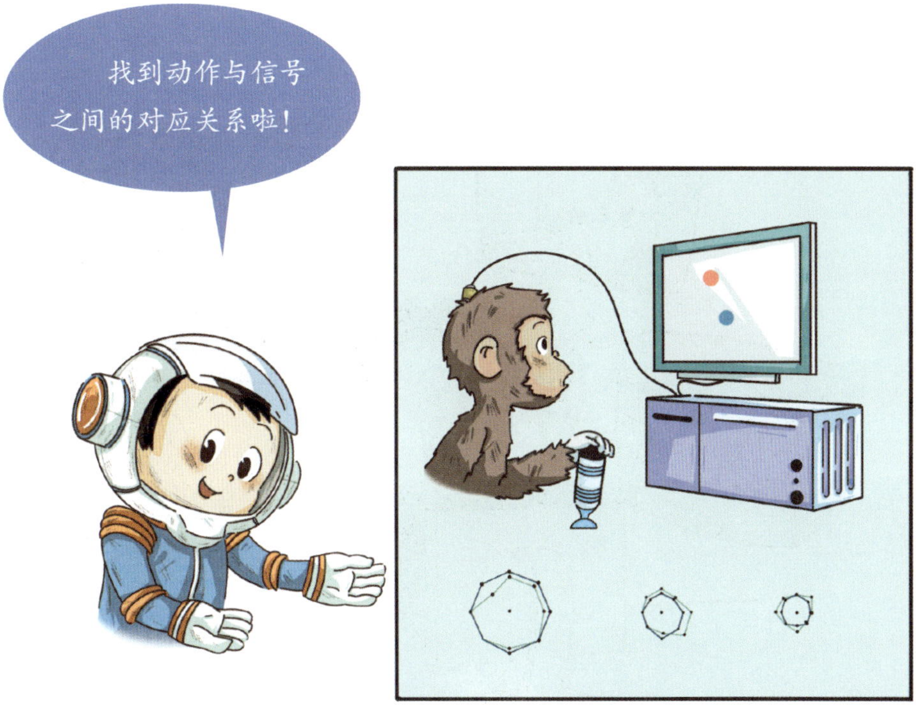

当模型建立并验证成功，研究人员便移除了操纵杆。佩吉此时仅通过脑电信号就可以控制游戏中的光标。

实验结果显示，**佩吉**仅凭**意念**就可以成功控制光标，玩电子乒乓球游戏，并获得它的香蕉冰沙奖励。

佩吉通过脑电信号，成功地控制了游戏中的光标。也就是说，这一实验证明猴子可以通过意念控制外部设备！

这项实验引发了一场全球性的脑机接口热潮。

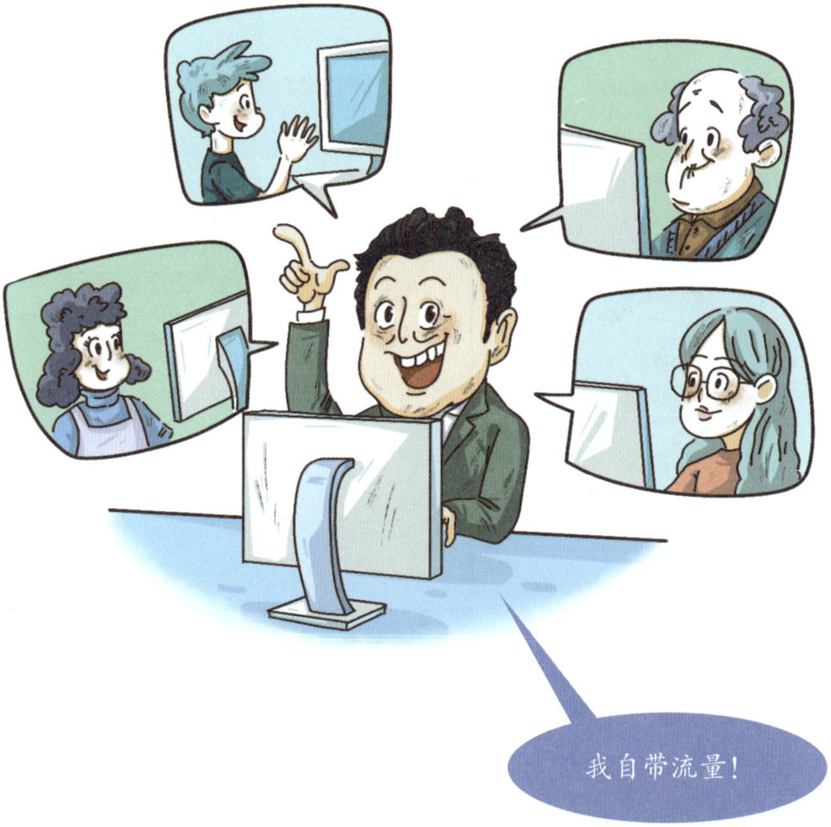

从长远来看，脑机接口技术可能实现**人机无缝连接**，提升人类的认知和操作能力，开启全新的科技时代。

显然，猴子为脑机接口技术的进步作出了极大的贡献。

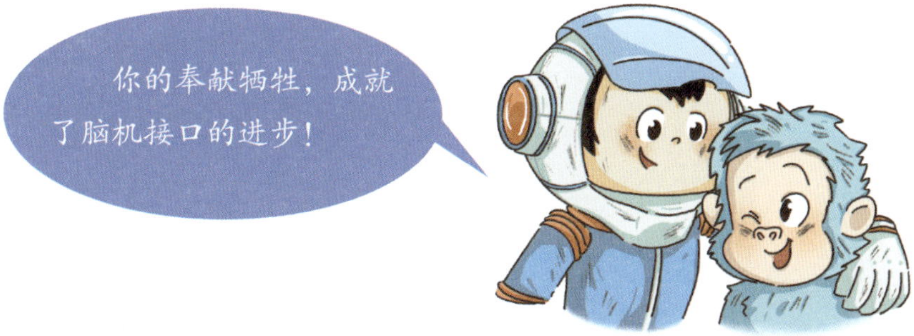

然而，参与实验的很多**猴子**，健康却受到了损害，甚至因此死亡。这也引起了很大争议，不少人认为这些实验对猴子造成了严重的虐待和伤害，特别是一些动物保护组织和个人，对使用猴子进行脑机接口实验提出了强烈批评。

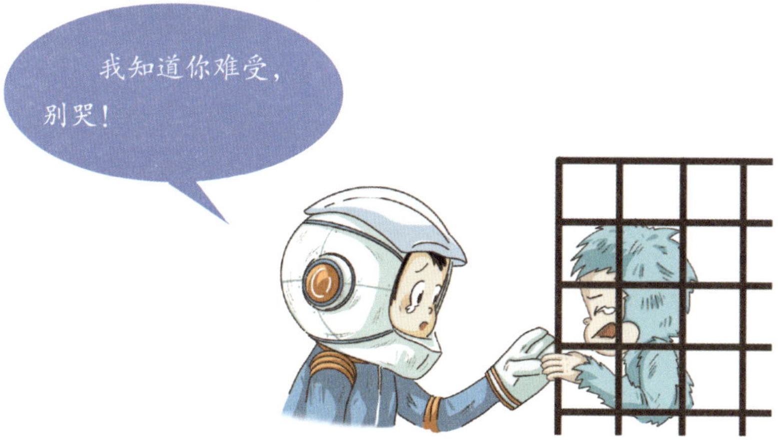

“钢铁侠”是怎样炼成的?

2004 年，也就是脑电波被人类首次记录后的 80 年，在经历了漫长的理论准备和动物实验之后，脑机接口技术终于开始了人类的临床试验。

这一年，布朗大学开发出了一款叫**“脑门”**（BrainGate）的脑机接口系统，它可以通过读取大脑信号，帮助瘫痪患者恢复某些功能。

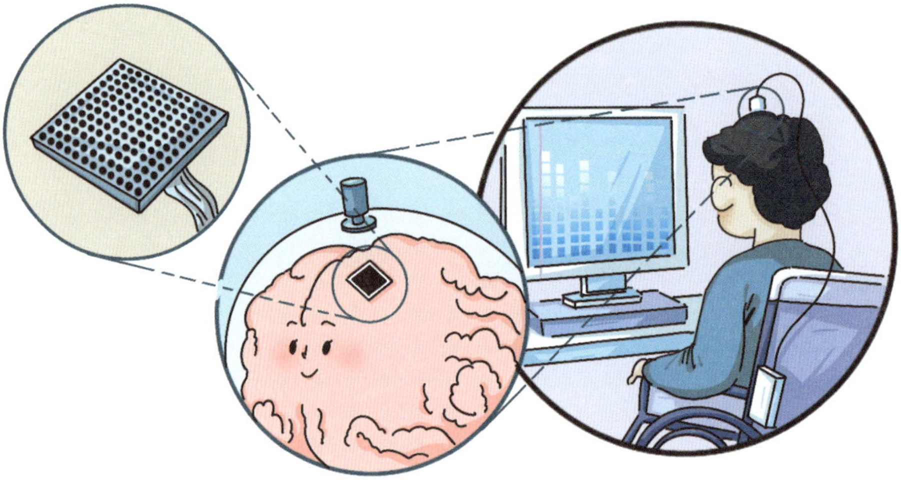

“脑门”脑机接口系统

“脑门”的核心是一种由 100 个微型电极组成的芯片，可以植入到大脑的运动皮层中，从而捕捉到大脑中控制运动的神经元的电信号。

参与这次临床试验的患者叫纳吉，他因脊髓损伤导致全身瘫痪，但大脑的运动皮层仍然活跃。

试验开始，纳吉首先接受了脑部手术，将芯片植入到大脑中。

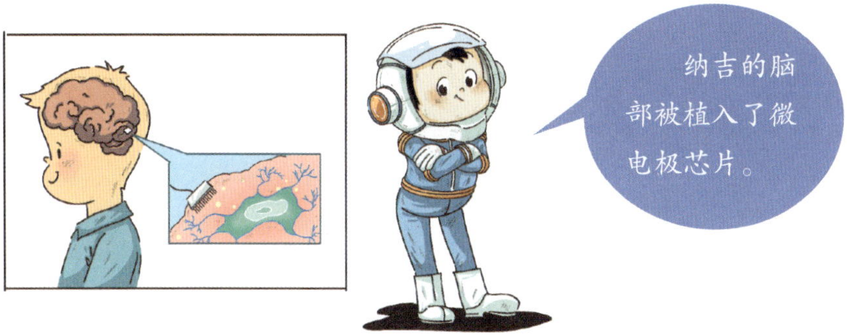

在纳吉的术后恢复期间，研究人员开始测试芯片中的**电极阵列**，并将纳吉的大脑信号与具体的运动意图进行匹配。

这需要纳吉想象某些运动，例如移动手臂或点击计算机鼠标。通过反复的训练和调整，系统逐渐能够解码这些信号并转换为相应的指令。

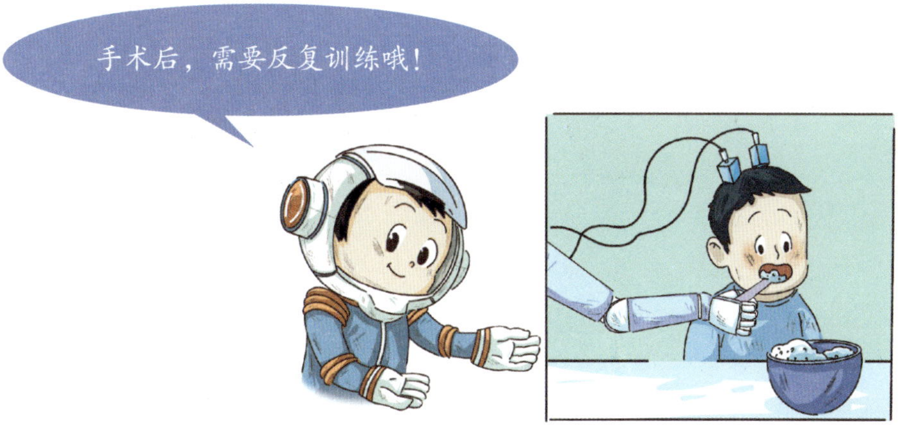

信号校准完成后，纳吉尝试通过意念来完成移动光标、点击图标等指令，初步验证了系统的基本功能。

在此基础上，纳吉进一步尝试控制**机械手臂**，以及其他辅助设备。虽然这些设备的操作复杂性更高，但纳吉最终都成功地完成了控制任务。

机械手臂，也称为**“机器人假肢”**，它配备了多自由度的关节和高精度的传感器，能够实现复杂的手部动作，如抓握、旋转和移动物体等。

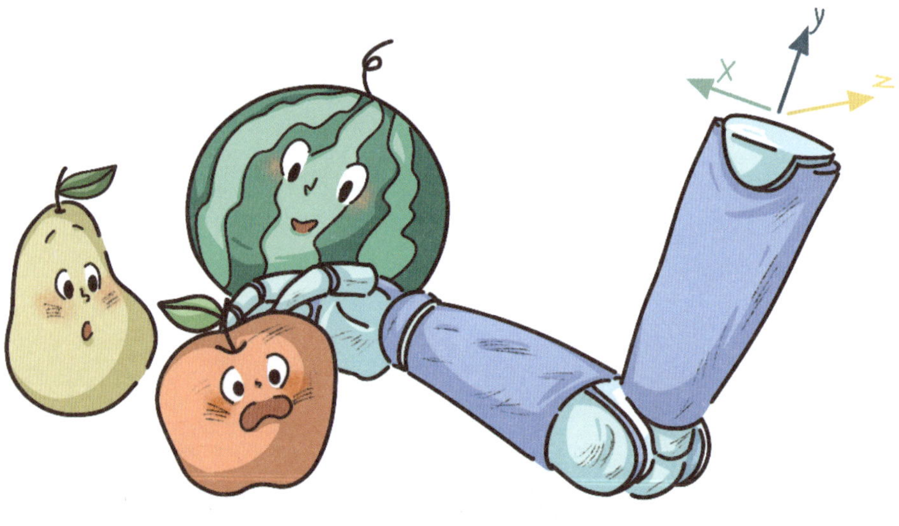

实验中的机械手臂

“脑门”系统临床试验的成功，开启了脑机接口技术在治疗瘫痪患者方面的新篇章。

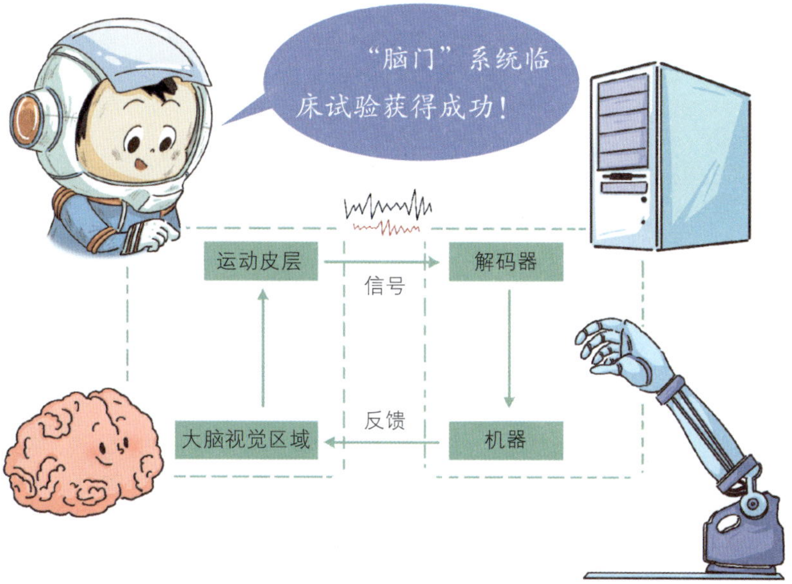

在首次临床试验取得成功后，2006 年“脑门”系统又有了进一步发展。

研究团队改进了微电极阵列和信号处理算法，提高了信号解码的精度和稳定性，并进行了更加广泛的测试。

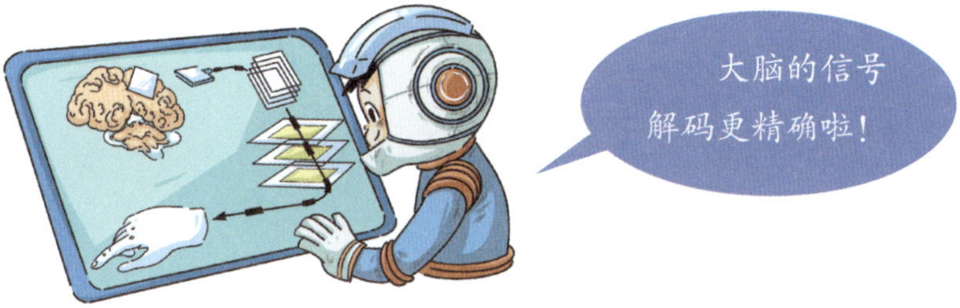

通过新的“脑门”系统，更多的瘫痪患者实现了对计算机和机械设备的控制。

他们能够通过意念控制计算机光标、机械手臂和其他辅助设备，这些都显著提高了他们的**独立生活**能力。

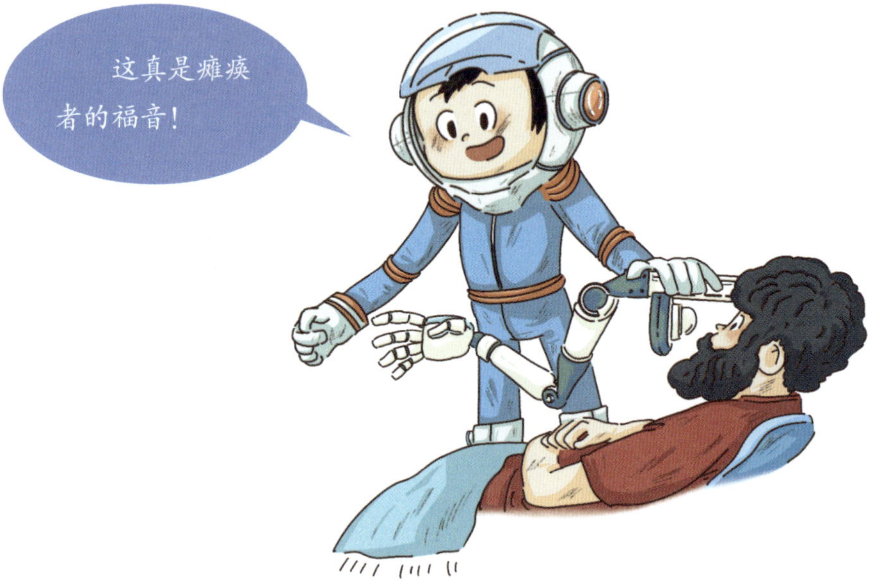

29 岁的**简·舒曼**，因遗传性疾病而导致**全身瘫痪**，无法自主移动四肢。

2011 年，美国匹兹堡大学的研究团队对舒曼实施了“颅内电极控制假肢”的手术，成功帮助她恢复了自主活动能力，特别是对上肢和手部功能的控制。

研究团队在舒曼大脑的运动皮层中植入了两组微电极阵列，每组阵列包含 96 个电极，记录了她的大脑与手臂和手部运动相关的神经信号。

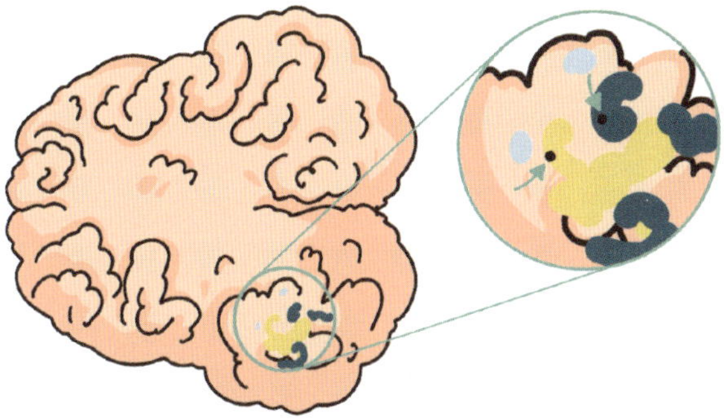

在大脑中确定电极阵列的植入位置

这些神经信号被传输到计算机的系统中，经过复杂的算法处理后，成功解码了舒曼的运动意图，并将其转换为对机械手臂的动作指令。

经过几周的训练，机械手臂最终执行了舒曼意念中的意图动作。一段时间以后，舒曼甚至可以用机械手臂吃饭、喝水、与他人握手了。

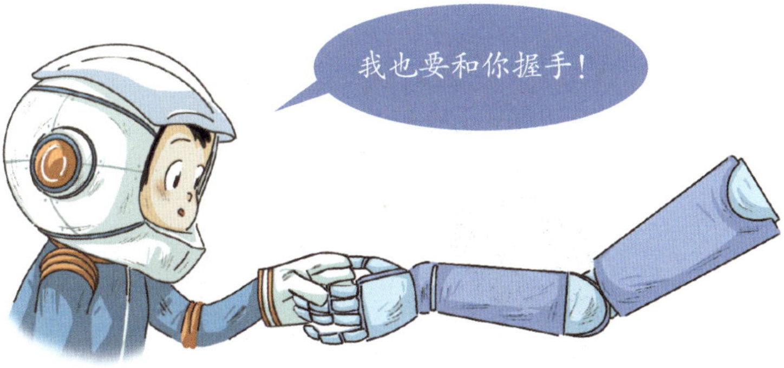

这一实验是脑机接口技术发展史上的一个重要里程碑，展示了脑机接口技术在恢复瘫痪患者运动功能方面的巨大潜力。

在 2014 年巴西世界杯的开幕式上，一项脑机接口的成就要比足球更加耀眼：一名全身瘫痪的青年通过他用意念控制的“机械战甲”外骨骼成功开球！

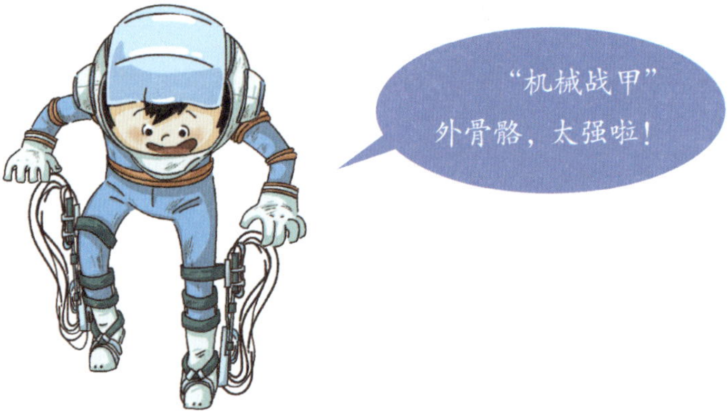

尼科莱利斯教授是著名神经科学家，前面已多次介绍过他的脑机接口实验。他还领导着一个名为**“重返行走计划”**的项目，项目宗旨是：通过脑机接口和外骨骼技术，帮助瘫痪患者恢复运动能力。

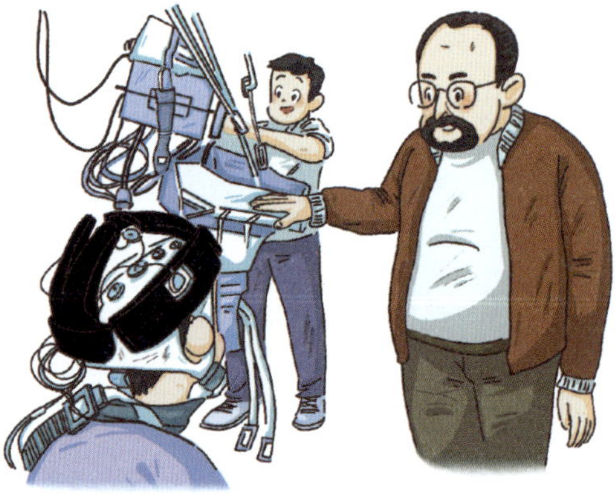

尼科莱利斯教授的“重返行走计划”

这个研究团队开发了一副**“机械战甲”**外骨骼，配备了多个电动马达和传感器，能够模拟自然的肢体运动。

朱利亚诺·平托是一名全身瘫痪的28岁巴西青年，因脊髓损伤导致无法自主移动四肢。

巴西世界杯开幕式上，平托披上了这副“机械战甲”外骨骼，首次出现在了世人面前！

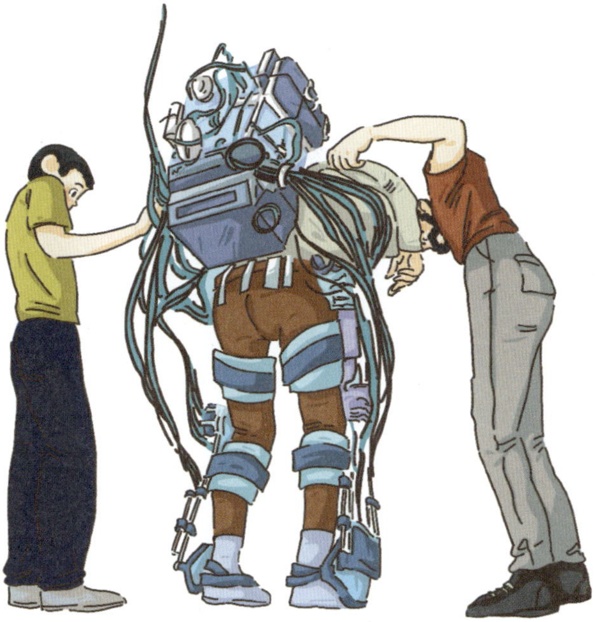

身披“机械战甲”外骨骼的平托

平托头上佩戴了一种**非侵入式**的电极帽，记录着他的脑电波信号。电极帽与背包中的电脑相连，他的大脑信号经电脑处理后，转化为控制外骨骼的指令。

为了控制外骨骼设备，平托需要想象出运动的各个步骤，比如迈左腿、右转、踢球等。

最终，平托用意念脑控外骨骼，在7.5万名现场观众和全球10亿多电视直播观众的见证下，成功完成了历史性的开球！

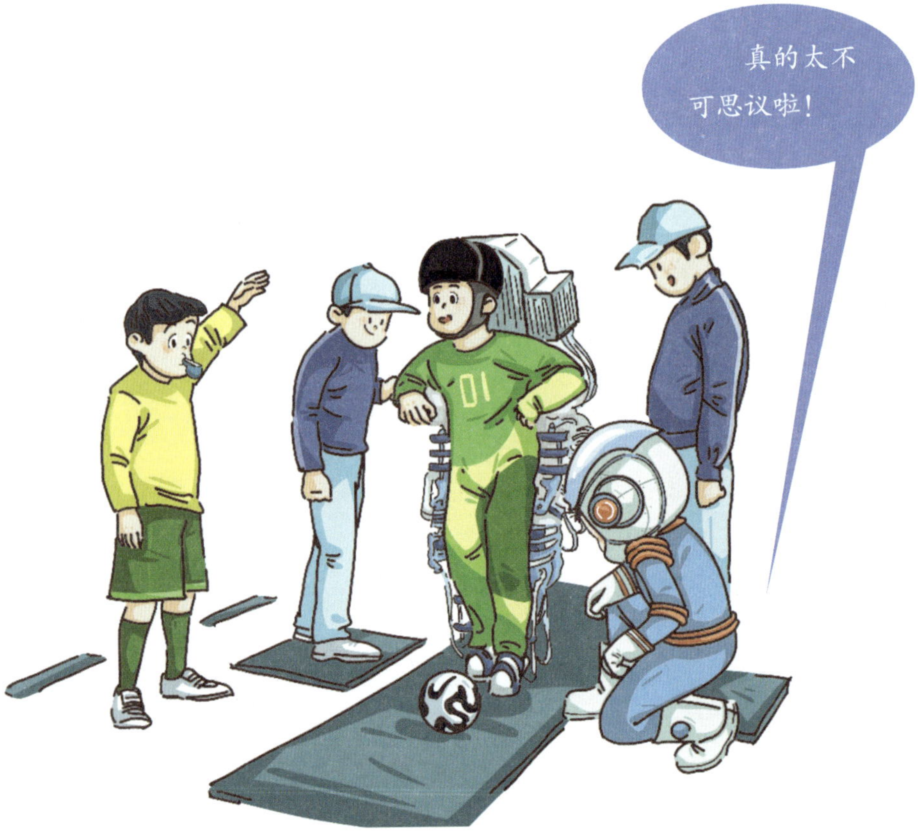

这一壮举激励了更多的科学家和工程师投身到**脑机接口**的研究中来。

伊恩·伯克哈特是一名 24 岁的青年，因一次潜水事故导致脊髓损伤，造成了四肢瘫痪。

2016 年，美国俄亥俄州立大学的研究团队利用脑机接口技术，为他装上了一套脑机接口系统控制的外骨骼装置，帮他恢复了部分手部功能。

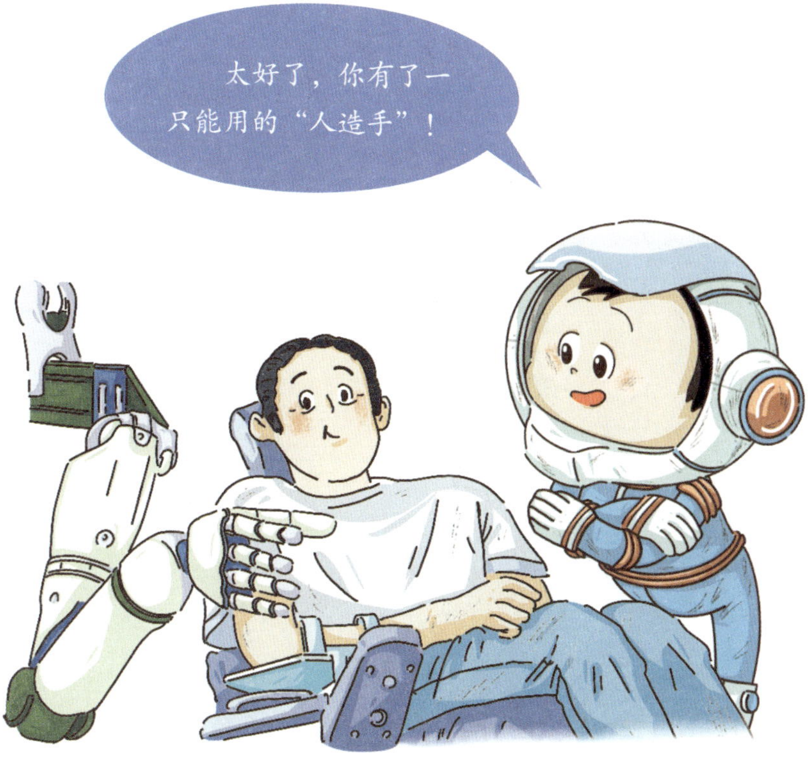

伯克哈特的大脑中被植入了一组**微电极阵列**，记录神经信号并传输到外部计算机系统中。

这些神经信号经过复杂的算法处理，**解码运动意图**，并将其转换为**控制外骨骼**手臂的指令。

经过一段时间的训练，伯克哈特控制的外骨骼手臂，不仅可以抓取和移动物体，甚至能完成更加精细的动作，比如拿起信用卡、刷卡、倒水和使用餐具等。

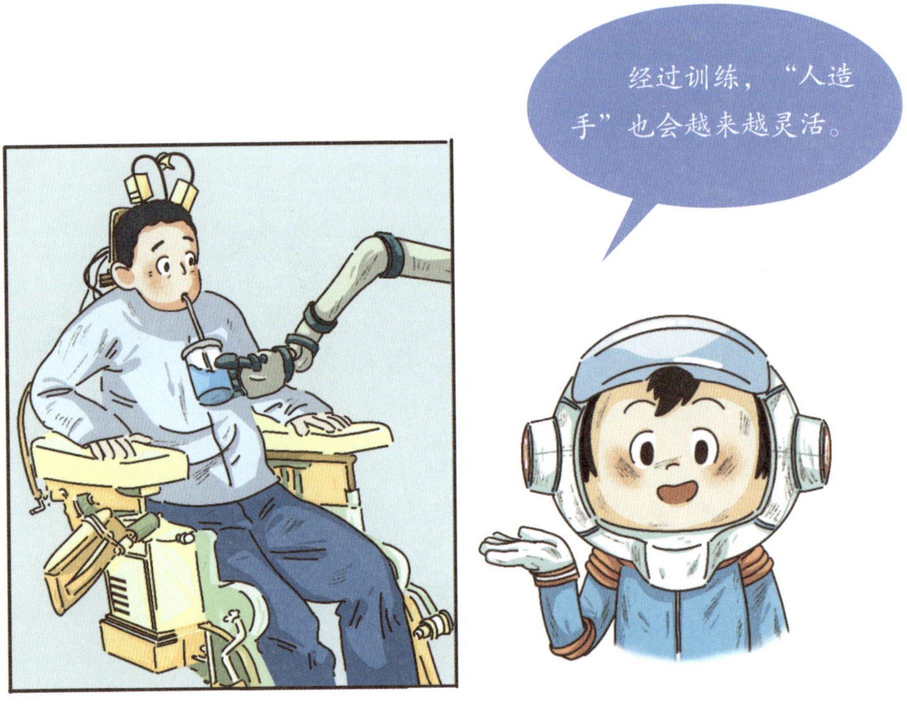

这一实验展示了脑机接口技术在恢复瘫痪患者运动功能方面的巨大潜力。通过植入电极和高效的信号处理算法，患者能够实现意念控制外骨骼装置。

传统的脑机接口系统通常依赖**有线连接**来传输脑电波信号，但这种方式在实际应用中存在很多局限性，例如限制了患者的活动范围，并且容易受到线缆的干扰和损坏。

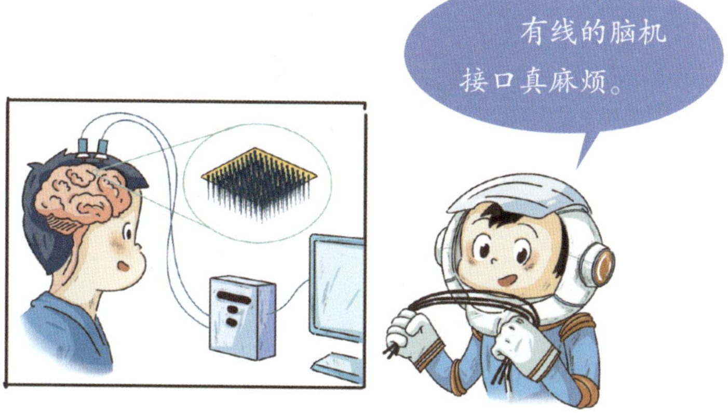

2017 年，斯坦福大学的研究团队设计了一种小型化、低功耗的**无线传输装置**，可直接与植入患者大脑的微电极阵列连接。

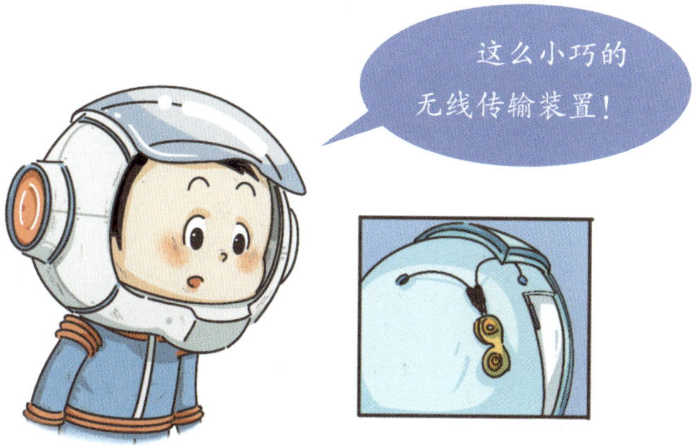

这种无线装置能够实时传输大脑中的神经信号到外部计算机系统，而无须任何有线连接。

计算机系统接收到**无线脑信号**后，再使用先进的算法解码患者的运动意图，并将其转换为**控制指令**。

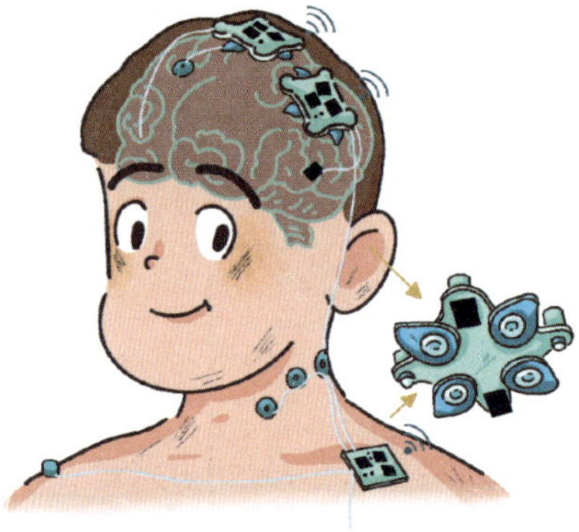

无线脑信号的发射和接收

因此，患者可以无线操作各种设备，如计算机光标、机械手臂、轮椅等，甚至还能打字、上网，以及与他人文字交流。

这一创新在脑机接口技术领域具有重要意义，极大地提升了患者使用系统的便捷性和自由度。

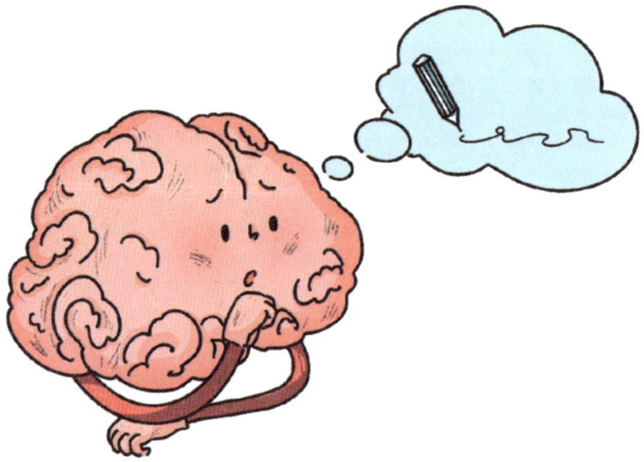

瘫痪患者由于脊髓损伤或神经系统疾病，无法控制自己的肢体。

脑机接口技术通过解码大脑中的运动意图，能够帮助这些患者重新获得对外部设备的控制能力。

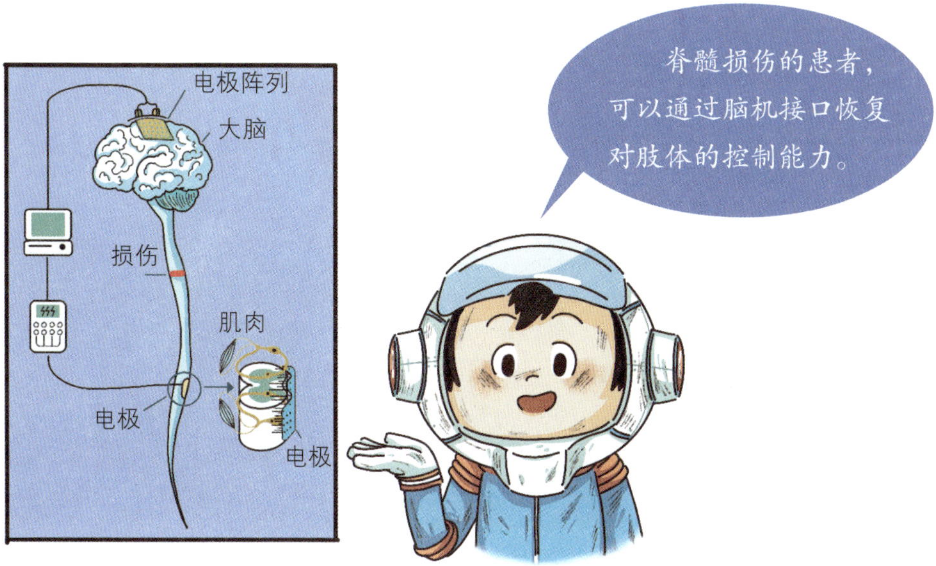

不仅如此，在2022年，加州理工学院的一支研究团队，还让一名瘫痪患者完成了**远程控制**机械手臂的壮举。

这名因事故导致四肢瘫痪的患者，通过脑机接口系统进行了远程控制机械手臂的训练，包括抓取和移动物体、旋转手腕和进行精细操作等。

这一突破性研究为瘫痪患者提供了新的康复手段和日常生活辅助工具。

许多患者由于神经系统疾病或损伤而失去了说话能力。传统的交流辅助设备，如打字或图标选择，虽然有效，但速度较慢且不自然。

2019 年，加州大学的研究团队开发出了一种结合脑机接口与语音合成的系统，使不能说话的患者能够通过大脑信号合成相应语音。

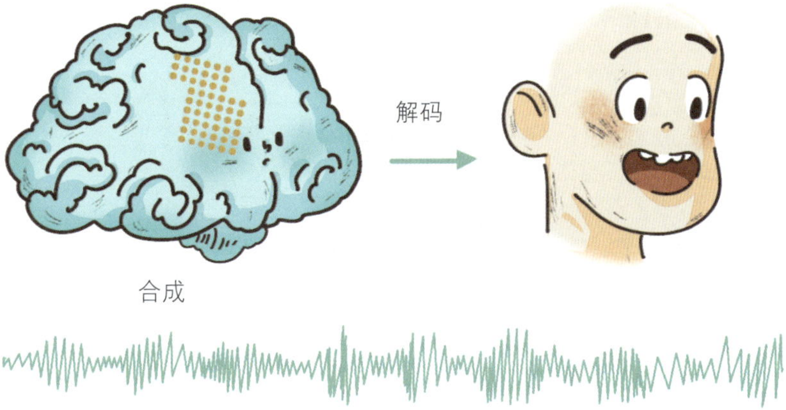

由大脑活动合成的语音

这一突破性研究为**语言障碍**患者提供了新的交流方式。

实验对象为一名因中风而失去说话能力的患者，他的大脑运动皮层和语言相关区域被植入了**微电极阵列**。

大脑中的神经信号被记录，并无线传输到外部计算机系统中。计算机系统利用机器学习技术，识别语言后再生成相关的神经信号。

研究团队重点研究了大脑控制发声器官（如舌头、嘴唇、声带等）运动的信号，以便准确解码患者的语音意图。

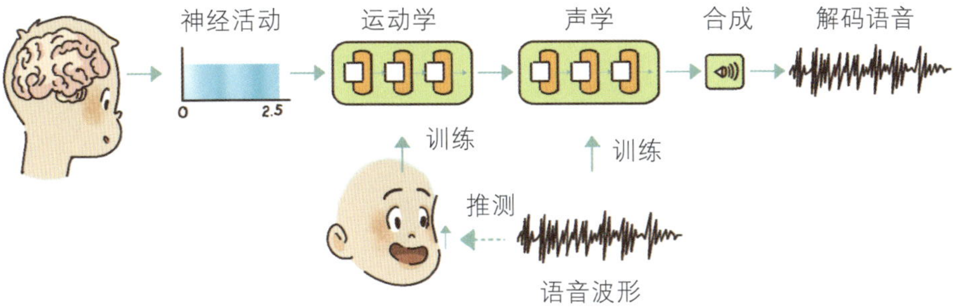

解码语音意图的过程

解码后的信号被输入到**语音合成系统**中，实时生成了自然流畅的语音。

患者进行了长期反复的语音训练，逐渐掌握了如何通过意念进行自然的**语音交流**。

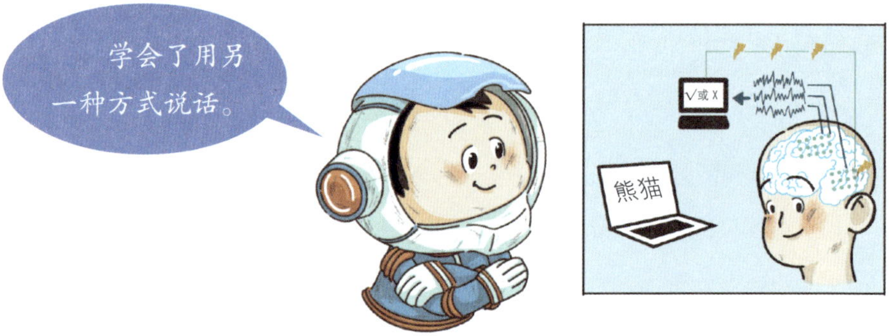

在此过程中，研究团队还通过对比实际发音和预期发音来优化信号处理和语音合成算法，以提高系统语音合成的准确性和自然性。

最终，患者能够**合成**清晰的语音，表达简单的单词和短句。

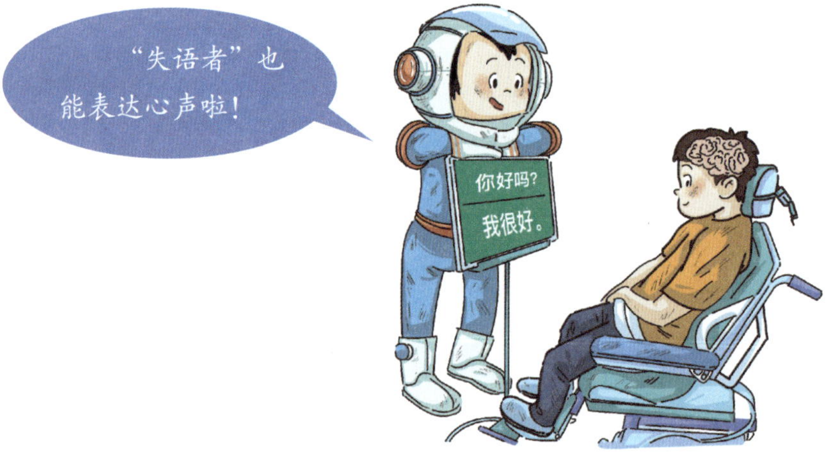

这一系统实现了从大脑信号到语音合成的实时转换，展示了脑机接口技术在语言恢复领域的巨大潜力。

随着技术的不断发展，脑机接口技术在治疗阿尔茨海默病、帕金森病等**神经退行性疾病**以及提供新的沟通方式和运动能力恢复等方面也展现了巨大的潜力。

2018 年，加拿大的研究团队通过深部脑刺激技术，尝试恢复阿尔茨海默病患者的记忆功能。

脑深部电刺激治疗
阿尔茨海默病

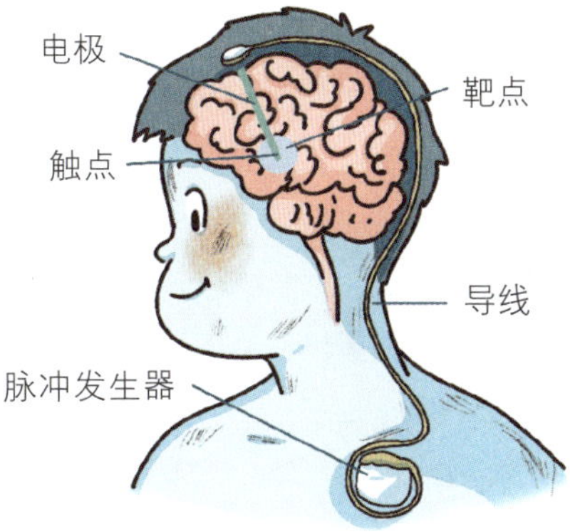

研究人员在患者的大脑中植入电极，通过定期发送电刺激来激活与记忆相关的脑区。实验结果显示，部分患者的记忆功能有所改善。

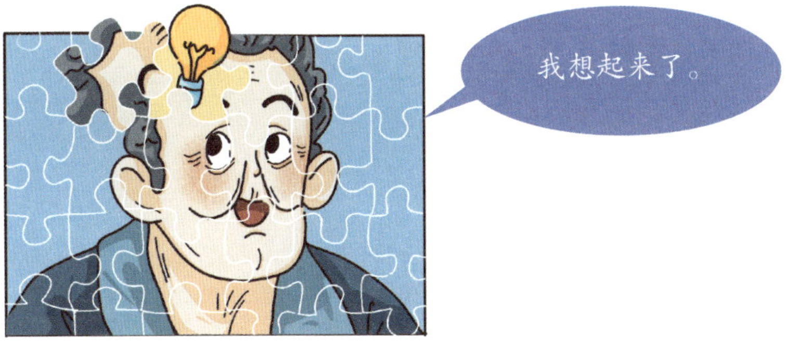

随着技术的不断进步，脑机接口的应用将变得更加广泛和成熟。其中，在医疗健康领域，脑机接口技术已经开始为很多病人带来了福音。

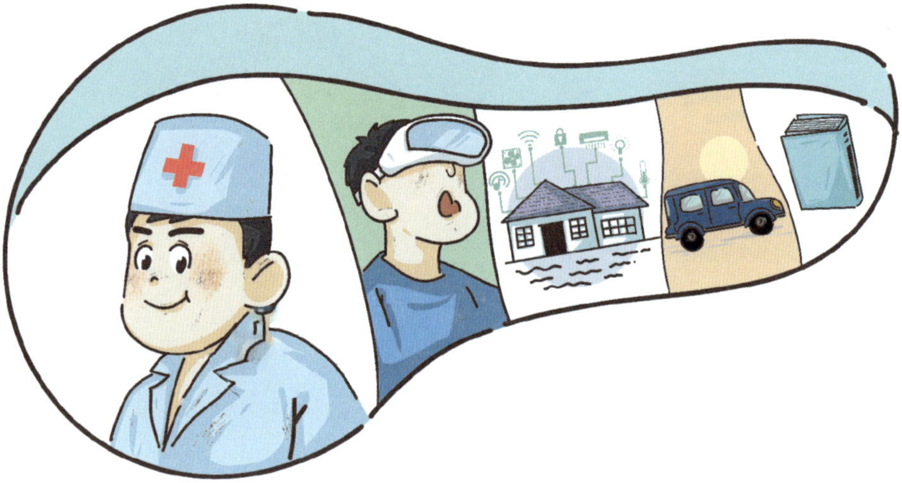

脑机接口的应用

比如，**瘫痪患者**可以通过大脑信号控制假肢的活动，甚至操控完整的外骨骼。

语言障碍者可以通过大脑信号进行文字或语音输出，帮助失语者或语音能力受限者进行交流。

无法执笔的人士，可以通过大脑信号发送电子邮件或文字信息，进行**书面沟通，**还可以在电脑上进行打字、浏览网页和控制应用程序等。

脑机接口技术也可以控制轮椅或移动设备，帮助肢体功能受限者进行移动。

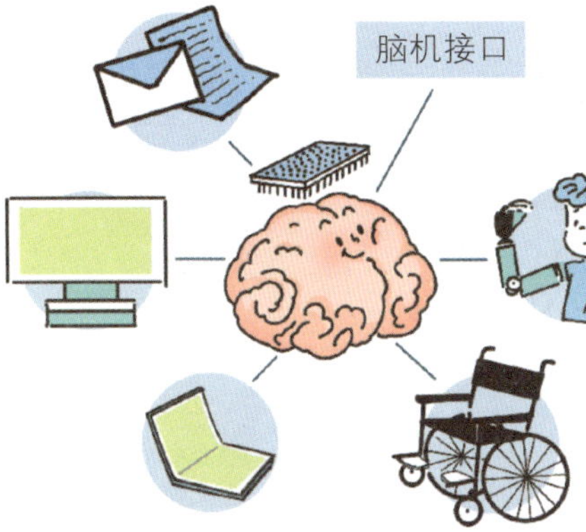

脑机接口技术不仅可以帮助残疾人恢复运动能力，还可以用于治疗抑郁症、癫痫等**神经系统疾病**。

未来，脑机接口技术不仅会缩短残疾人和健康人之间的差距，甚至可能会将残疾人变成超越健康人的“钢铁侠”！

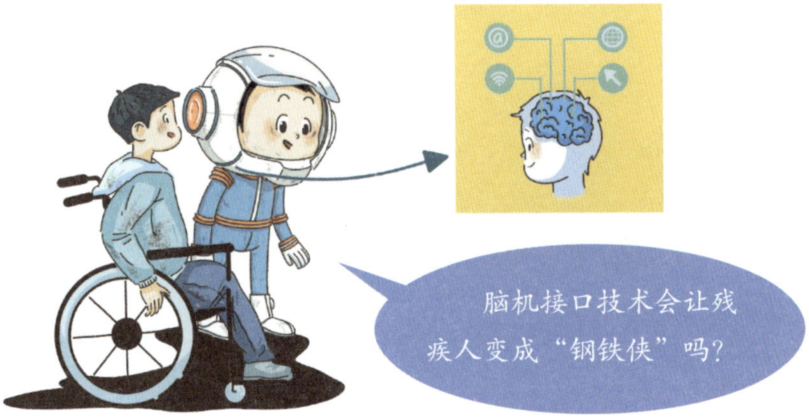

无限延伸的“自我”

还记得前面提到的加拿大医生**潘菲尔德**的**“小矮人图”**吗？

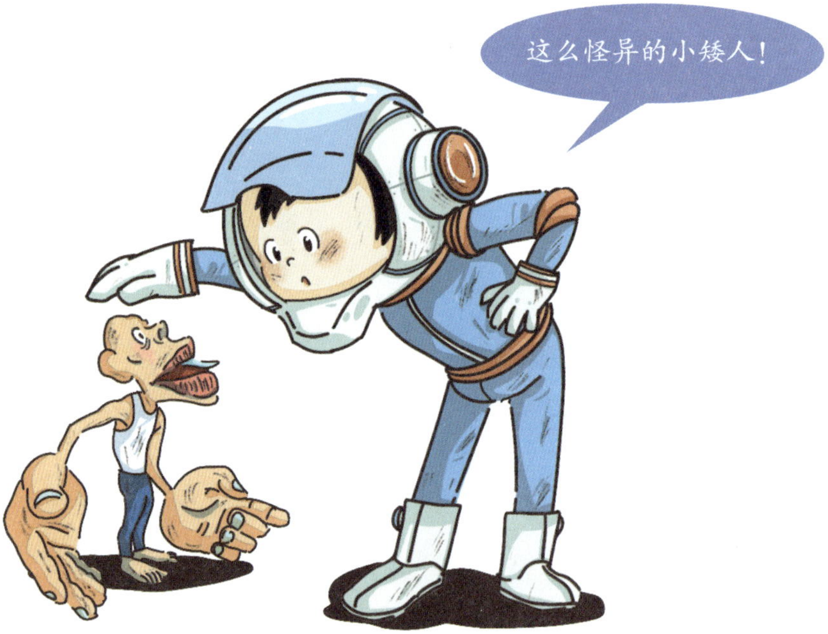

图中身体的各部位或缩小或放大，反映出大脑对不同部位的敏感度，以及大脑对不同部位运动控制的精细度。比如，手和嘴部占据的区域较大，表示这些部位在大脑中有更多的**感觉神经元**。

“小矮人图”直观地展示了大脑对不同身体部位的控制和感知分布，大脑对应的身体部位被夸张地表现出来，这让我们更能视觉化地理解大脑与身体的关系。

原来，大脑对我们身体各部位的感觉和控制并不是“一碗水端平”的！

几百万年前，人类祖先的**大脑**经历了一系列形态及生理上的进化，**智力**也开始脱颖而出，甩开了与其他哺乳动物的距离。

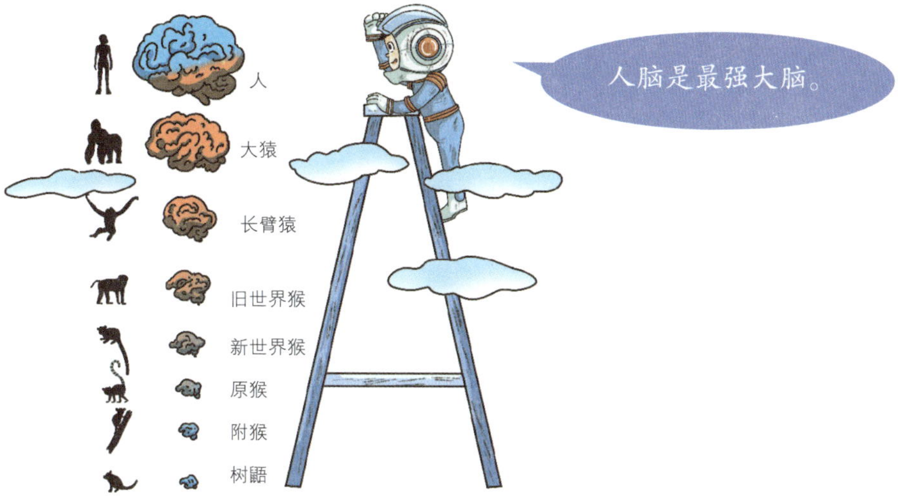

其中，语言的使用和理解能力，以及工具的使用和制造能力，被认为是人类最早区别于其他动物的关键能力。

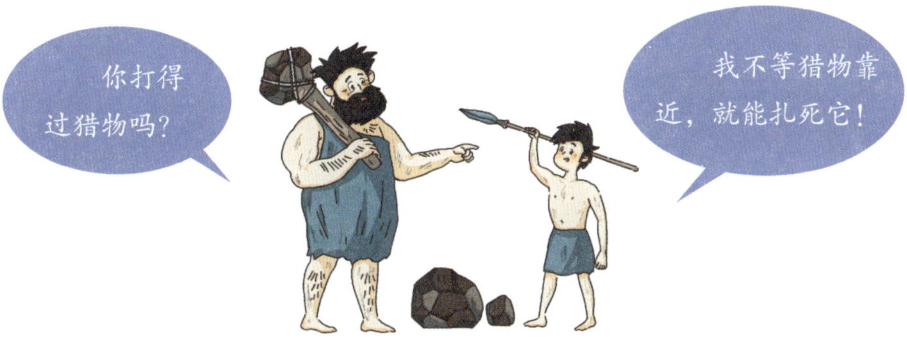

科学家认为，人类使用语言和工具的两项能力可能是协同进化的。因为，工具的制造和使用需要交流和传授，就促进了语言的发展。反过来，语言的进化又增强了工具技术的传播和改进。

正是这两项能力的协同进化，催生了大脑更具革命性的**“行为适应”**能力。

前面提到的“橡胶手错觉”实验证实了大脑的**“可塑性”**，虽然是错觉，但仍然是大脑行为适应能力的一部分。

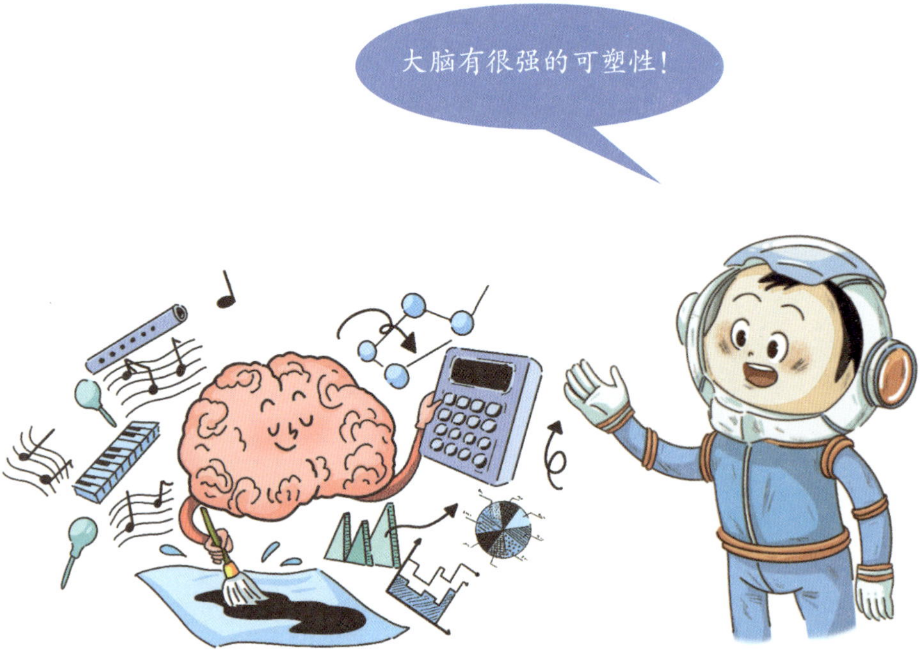

这种能力，使人类能够将**工具**完美地融合到自我感知中，甚至将工具理解为身体“真实”的一部分。

1901 年，巴西人杜蒙驾驶着由他自己设计建造的飞艇，进行了环绕埃菲尔铁塔的历史性飞行。

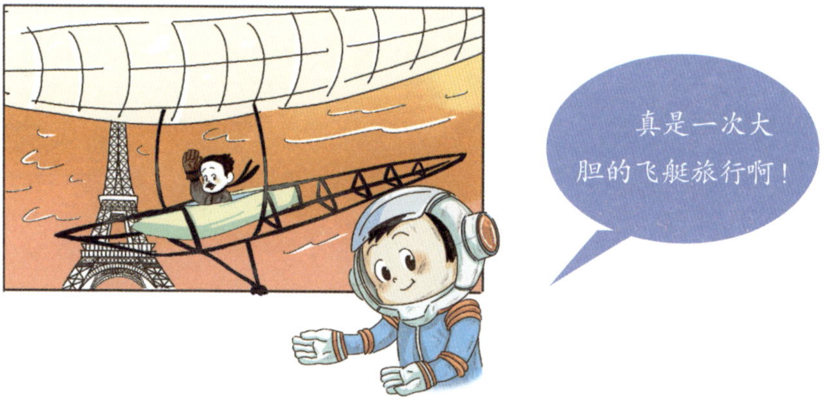

1903 年，美国人**莱特兄弟**在海滩上试飞了他们建造的第一架动力飞机。

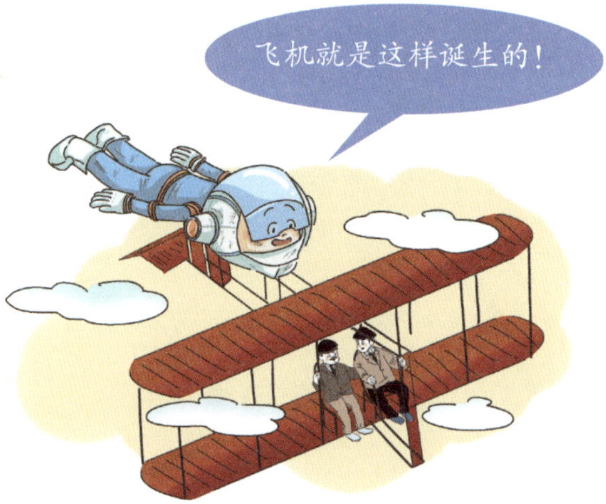

杜蒙和莱特兄弟的**飞行器**都生动地说明，人类通过制造和使用工具，扩展了接触周围世界的范围。

20 世纪初，英国一位神经学家就认为，任何参与身体有意识活动的事物，都会被加入到**“自我”**的模式中，成为大脑认为“自我”的一部分。

比如，当我们用筷子夹菜，或者用铅笔写字时，我们的感觉和力量就会扩展到筷头或笔尖之上。

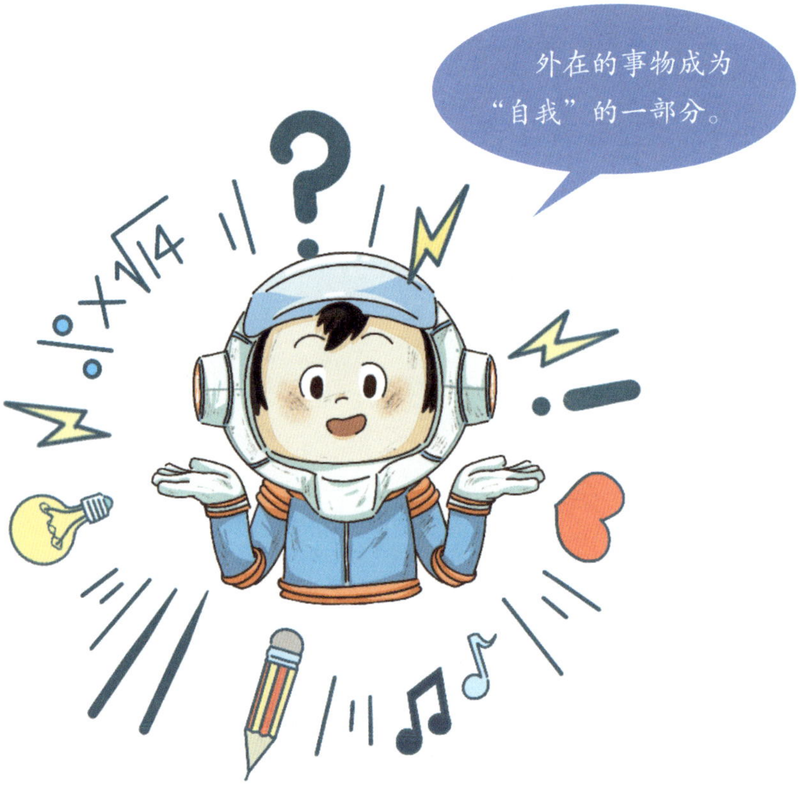

不过，直到 20 世纪 90 年代末，这个观点才被实验证实。

1996年，日本的科学家进行了一项实验，他们训练猴子使用**耙子**去够爪子够不到的食物。通过对猴子大脑神经元活动的记录，科学家发现，当猴子使用了简单工具完成任务时，它的视觉感受范围扩大了。

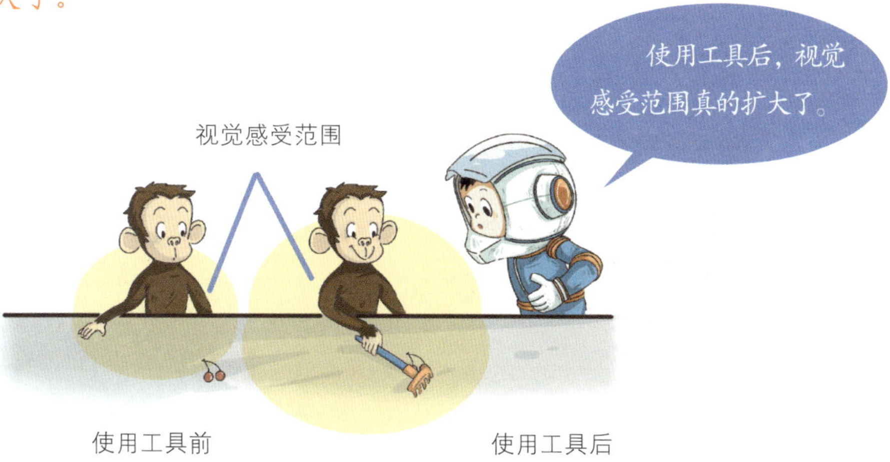

大脑会将使用中的工具，“同化”为“自我”的一部分。这就解释了为什么会有“卖油翁”和“庖丁解牛”式的**熟能生巧**，也能解释为什么**梅西**在运球、过人或射门时，很少直视运动着的足球。

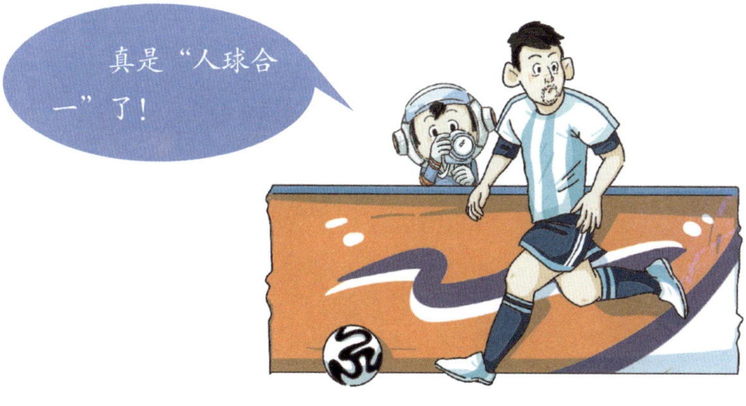

从 2018 年开始，美国一家脑机接口公司开展了脑机接口与智能**家居系统**结合的研究。

他们开发了先进的人工智能算法，能够实时解码用户的脑电信号。

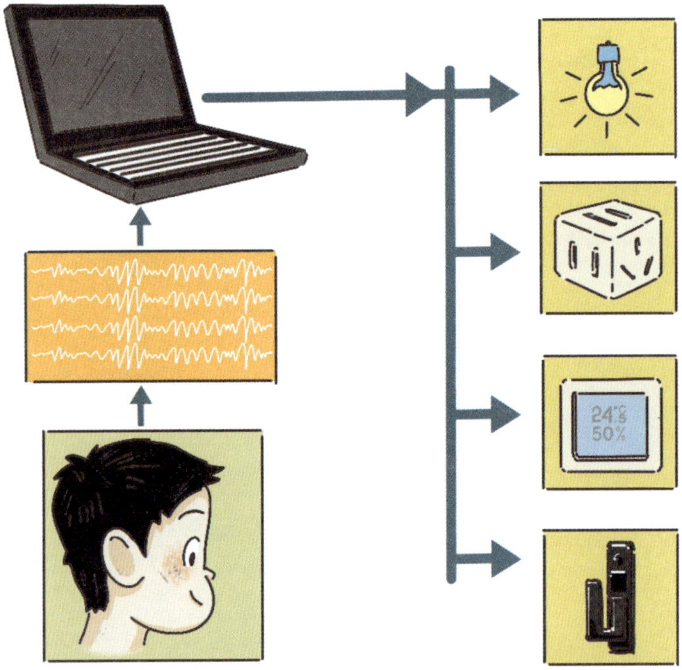

脑机接口与智能家居系统的结合

用户的**意图**经过识别和解码后，可以控制智能家居系统，包括智能灯泡、智能插座、温控器、电子门锁等常见的智能家居设备。

在实验环境中，佩戴脑电图头盔的志愿者被要求执行一系列控制任务。

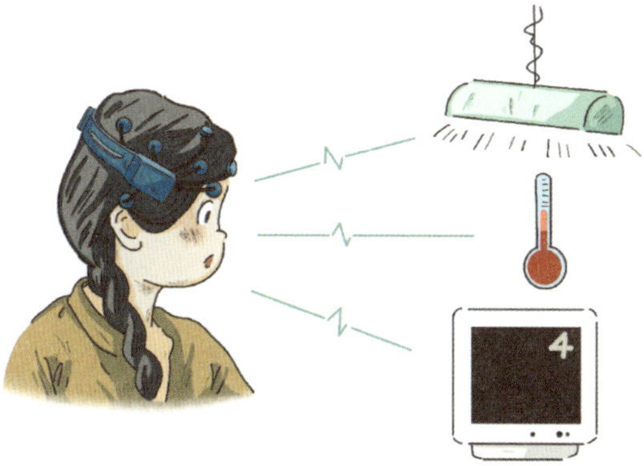

参与实验的志愿者

系统记录和分析这些任务的执行情况，以便准确**识别**他们的**脑电信号**。

实验结果显示，经过训练的用户能够准确地控制智能家居设备。

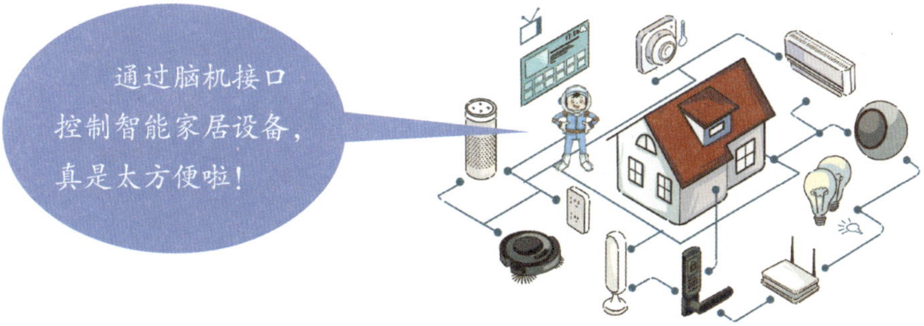

这种技术提高了**智能家居**的便捷性和用户体验，特别是对残疾人和老年人具有重要意义。

特斯拉（Tesla）和神经连接（Neuralink）分别是美国著名的电动汽车制造公司和脑机接口技术公司，它们都是**埃隆·马斯克**创立的。

2021 年，这两家公司合作开发了一种结合脑机接口和人工智能技术的**无人驾驶系统**。

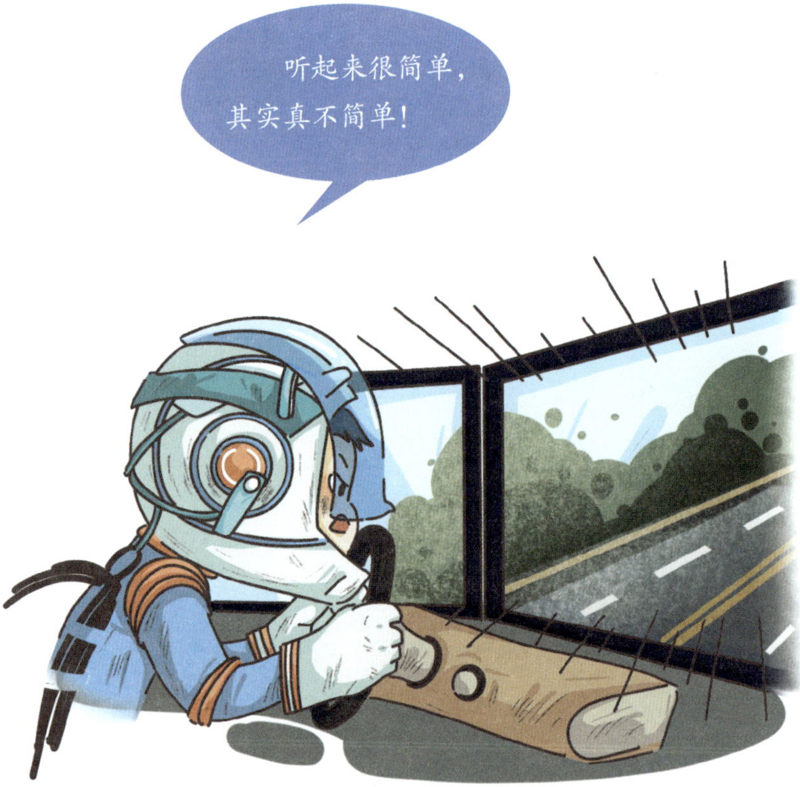

听起来很简单，但其实是一个非常酷的项目：通过脑机接口技术，让汽车能读懂驾驶员的想法，从而进行自动驾驶。

神经连接公司开发了一种可以植入大脑中的**小型电极**，用于记录并发送大脑的电信号。

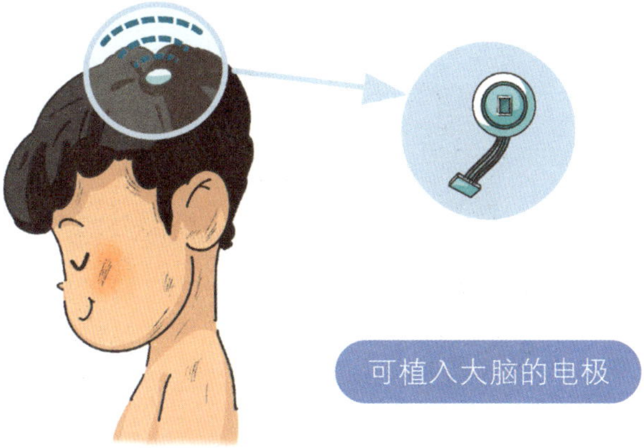

驾驶员只需要佩戴一个装置，就能读取他们自己的脑电信号。这些信号会被传输到汽车的计算机系统中。

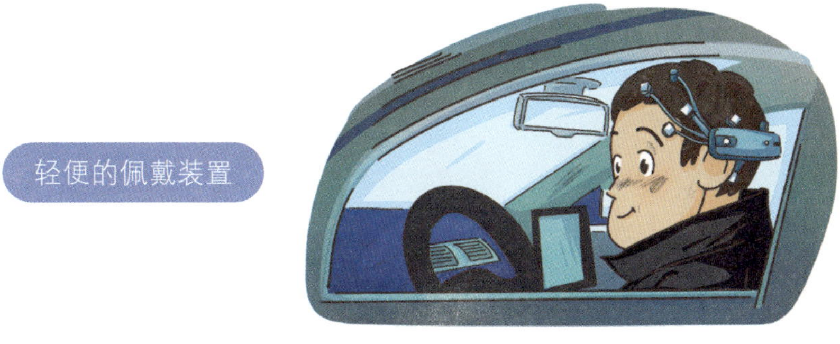

汽车中的计算机会使用**AI技术**来解码这些脑电信号，了解驾驶员的**意图**，比如想要加速、刹车或转向等。AI系统会分析这些信号，并将其转化为具体的驾驶行为。

汽车会根据解码后的信息，实时调整驾驶行为。这意味着，驾驶员只需用**意念**就可以实时调整汽车的驾驶行为，比如让汽车转弯或停车等。

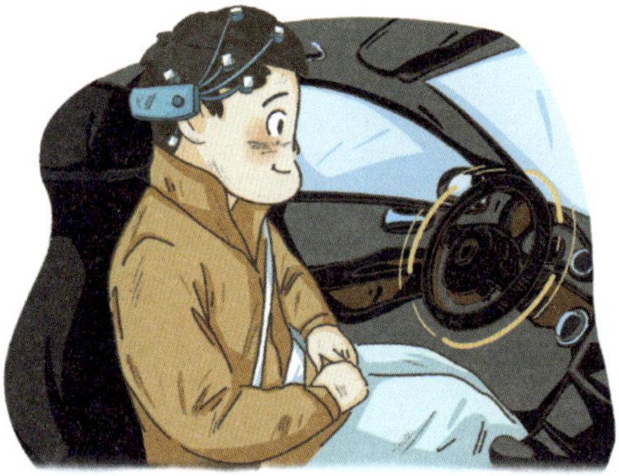

驾驶员用意念调整汽车的驾驶行为

系统还结合了特斯拉公司的**自动驾驶技术**，确保驾驶过程的安全性，即使在复杂的路况下也能平稳行驶。

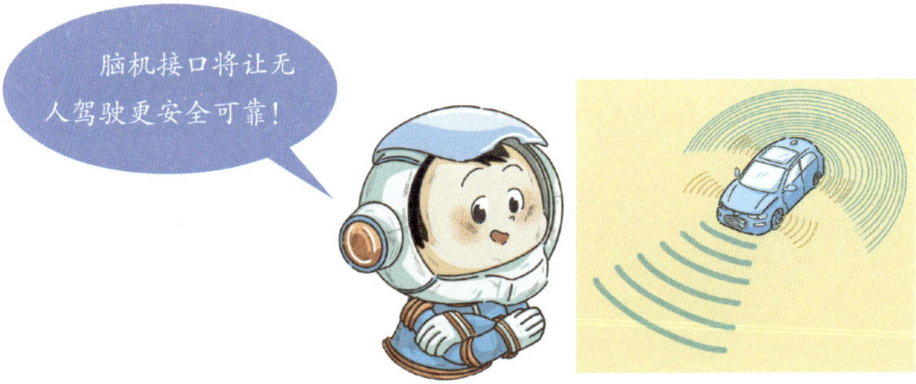

这种技术提高了无人驾驶的便利性、安全性和可靠性，为未来的智能交通系统奠定了基础。

2022 年，美国国家航空航天局（NASA）结合脑机接口和人工智能技术，开发了一种远程操作系统，使宇航员能够通过意念远程控制机械臂或机器人，进行太空任务。

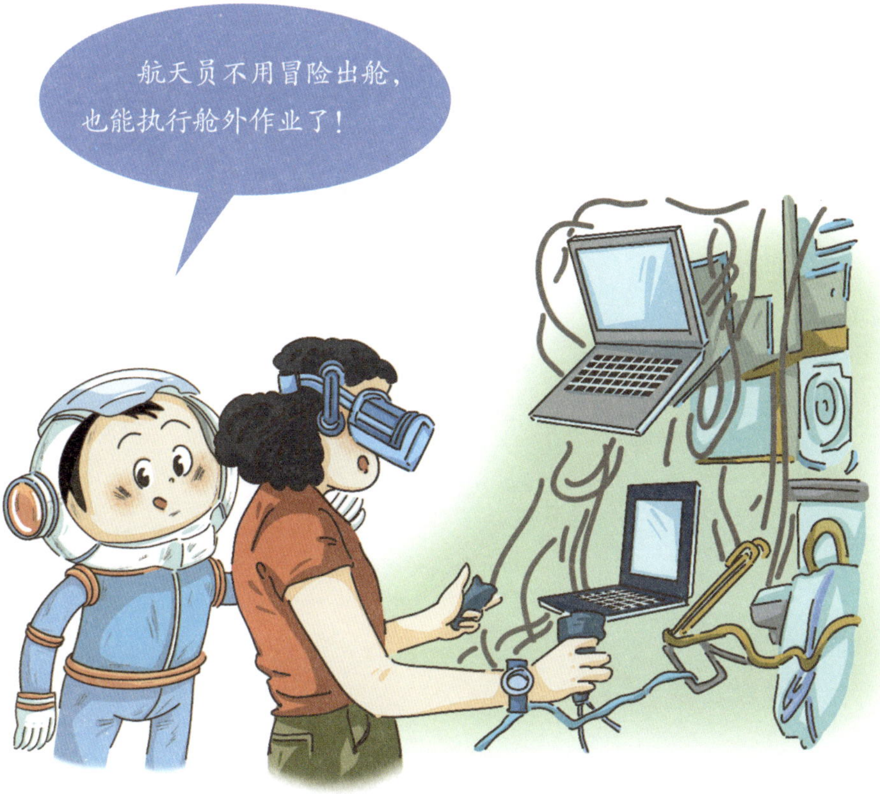

宇航员的脑电信号被脑机接口设备读取后，他们的意图和指令会被实时传输到地面的控制中心。地面的计算机会使用 AI 技术来解码这些脑电信号，分析宇航员的指令。

解码后的信息，再转化为具体的**操作指令**，机械臂或机器人就能在太空中执行相应的任务了。比如机械臂移动、抓取物体或进行维修操作等。

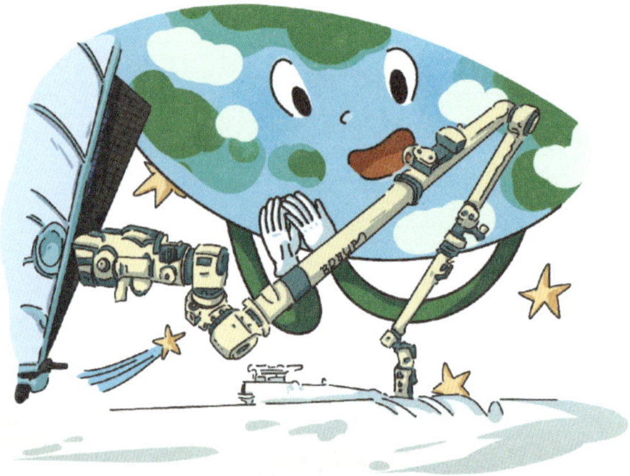

机械臂抓取物体

系统还会将操作过程中的反馈信息传回给**宇航员**，使他们可以调整指令，确保任务顺利完成。

通过**意念**远程控制机械臂或机器人，宇航员可以在不接触危险环境的情况下也能完成复杂的操作。这不仅减少了风险，还提高了任务的成功率。

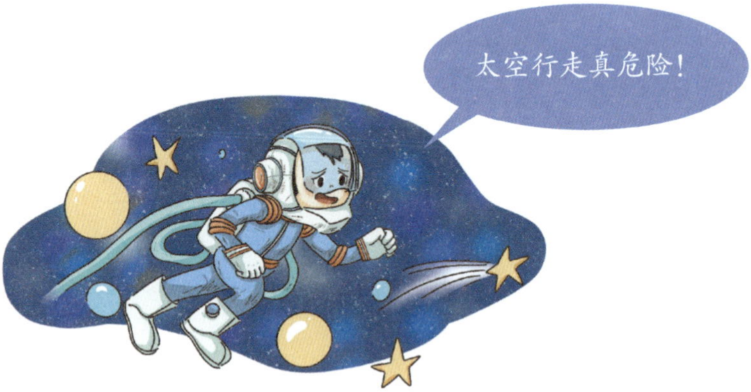

工具不断拓展着我们大脑的控制范围，从铅笔、筷子，到篮球、足球，再到自行车、汽车、飞机、游艇，甚至宇宙飞船、宇宙空间站……可是，再大的实体工具都是有边界的。

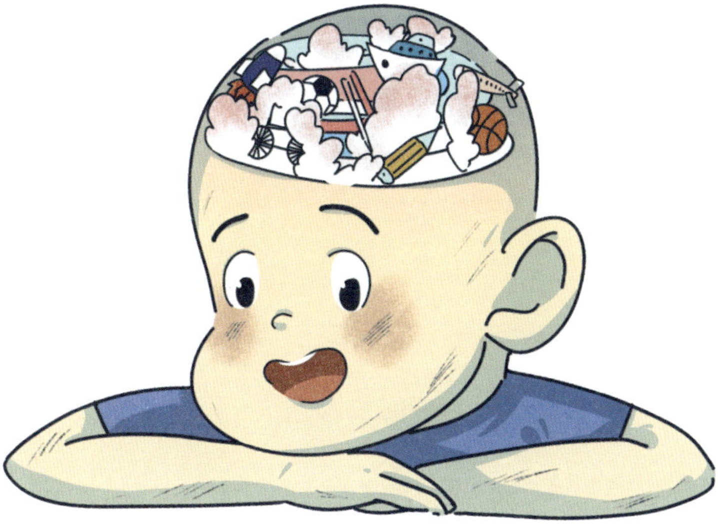

大脑不断拓展的控制范围

有没有**更大的工具**呢？科学家尝试着突破实体工具的限制！

2013 年，美国华盛顿大学的**拉贾斯·拉奥**和**安德烈·斯托克**领导的团队开展了一项突破性研究。

两位教授成功实现了**人脑对人脑**直接信号传输的实验。

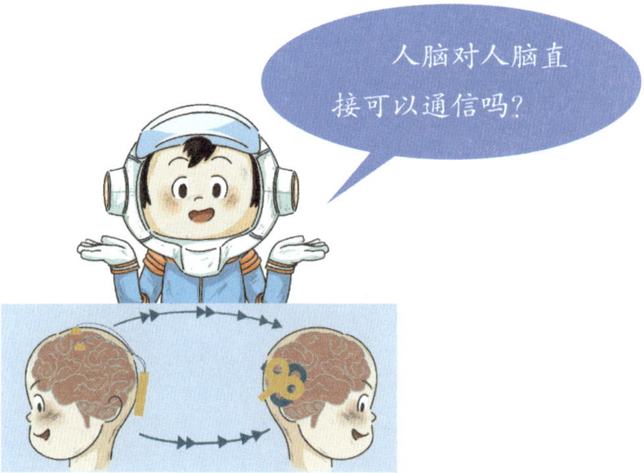

拉奥作为信号的**发送者**，戴上了一顶脑电图帽。斯托克作为信号的**接收者**，佩戴了一顶紫色的磁刺激装置，可以直接刺激接收者的大脑运动皮层。

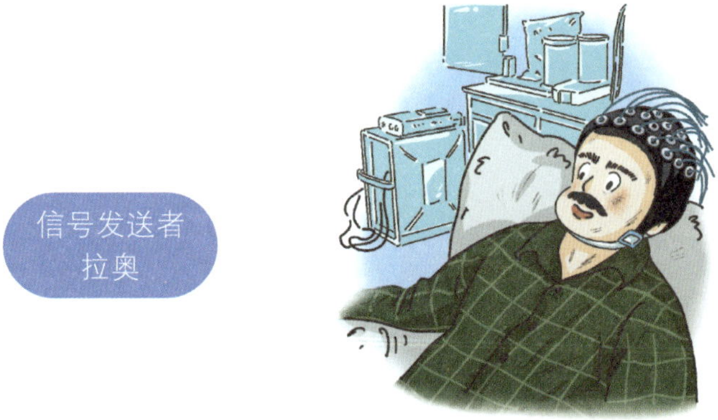

实验开始后，发送者拉奥盯着一个简单的电脑游戏，游戏中有一门大炮和目标物。他的任务是通过意念发射大炮，以击中目标物。

而接收者斯托克没有看到游戏画面，不知道何时需要发射大炮。当他接收到发送者的信号时，**磁刺激装置**会激活他的大脑运动皮层，命令他的手指按下空格键，发射大炮。

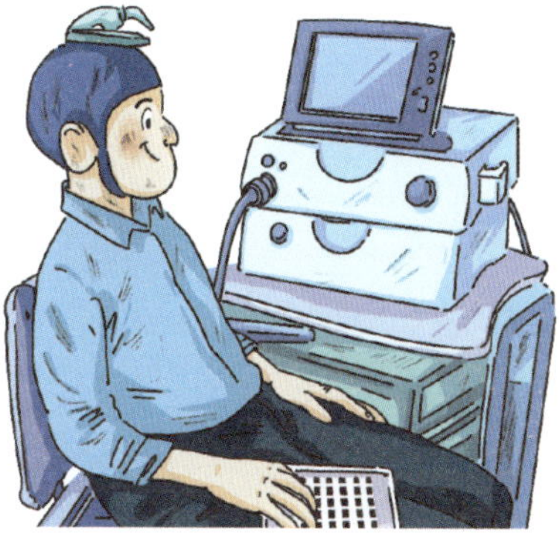

信号接收者斯托克

实验表明，**脑对脑信号**实现了高成功率的实时传输，这是人类之间首次脑对脑的直接通信！

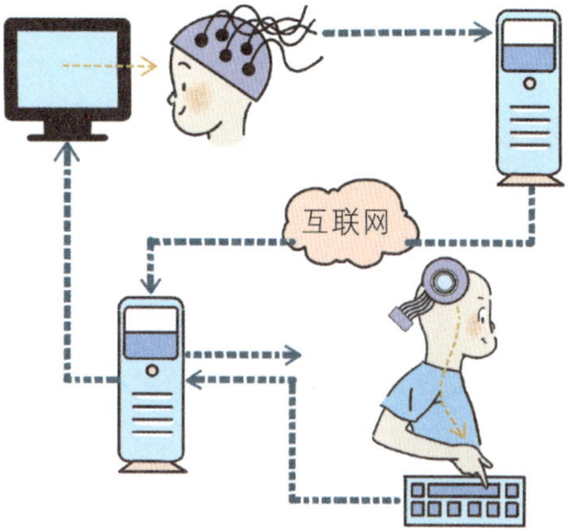

实验流程示意图

这一成果预示着脑机接口在人类大脑信号传输和控制方面具有更大的潜力。

2023年，美国的科学家在脑机接口技术与**虚拟现实（VR）**结合的项目上取得了重大进展。

参与实验的志愿者是一组健康的成年人，他们被要求参与一系列的虚拟现实任务。他们佩戴了无创的脑电图头盔和高分辨率的VR头盔。

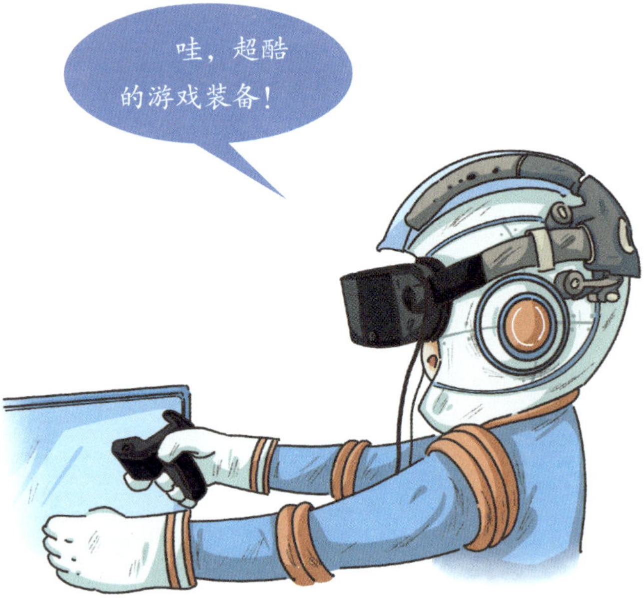

其中，脑电图头盔可以高精度地捕捉大脑的电信号，VR头盔则提供沉浸式视觉和听觉体验。同时，志愿者还配备了搭载**动作传感器**的控制器，用于捕捉用户的手部动作。

实验开始后，志愿者佩戴脑电图头盔和 VR 头盔，进入**虚拟现实**环境，他们将要在虚拟环境中完成一系列任务，如导航迷宫、解锁谜题、与虚拟对象互动等。

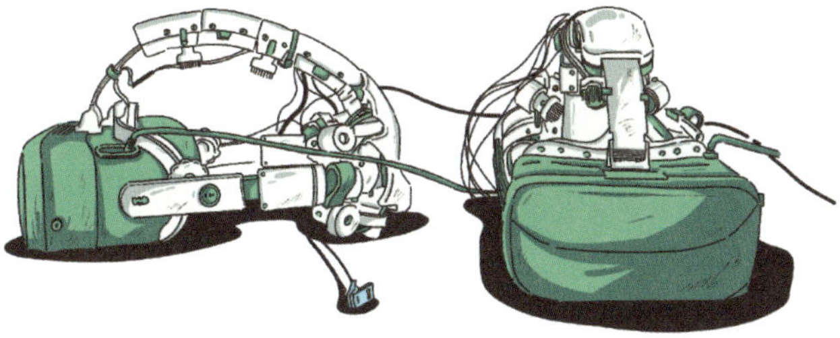

脑电图头盔和 VR 头盔

与此同时，脑机接口系统实时解码志愿者的脑电信号，将其转化为虚拟现实中的动作和指令。例如，通过集中注意力，志愿者可以移动**虚拟对象**、选择菜单选项或控制虚拟角色的移动等。

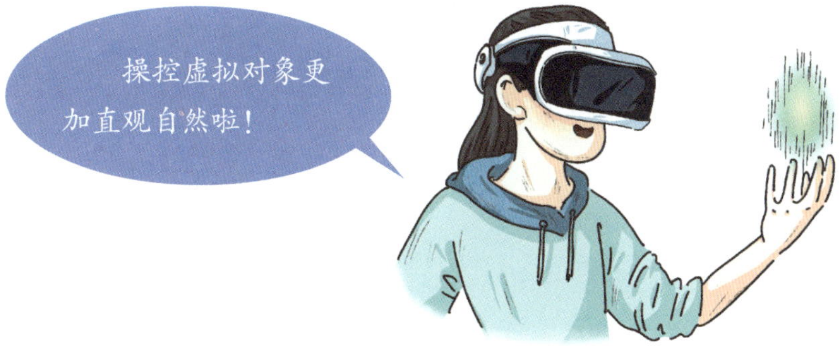

实验结果表明，志愿者感觉这种控制方式更加自然和直观，减少了对物理控制器的依赖。

通过意念控制虚拟环境，使得人们的体验更加沉浸和互动，这也为虚拟现实游戏，以及其他的虚拟场景开启了全新的**交互方式**。

比如，人们可以通过意念控制虚拟世界中的导航和移动，如探索历史场景或未知地点；

可以在虚拟现实中参与各种体育运动，如篮球、足球或高尔夫，与虚拟对手竞技，体验全新的运动挑战和交互方式；

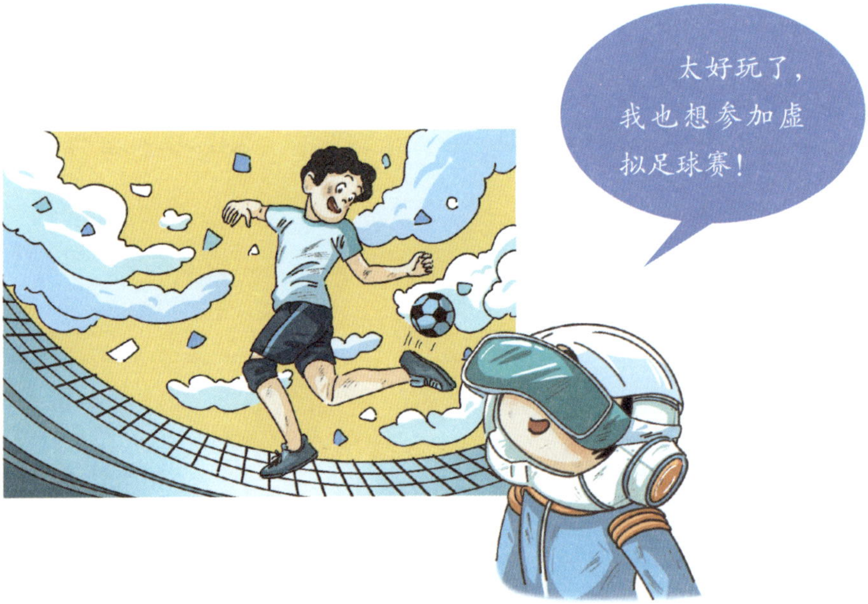

可以通过意念控制学习内容的呈现和交互方式，进行实时互动和反馈，提升学习效果；

可以在虚拟环境中创作和演奏音乐，创造出独特的音乐作品，也可以创作和展示其他的虚拟艺术作品；

可以进行虚拟医疗操作和模拟手术，提升医生的实战体验和技能培养效果；

可以参与虚拟会议、共享和编辑文档，实现更高效的远程协作和沟通；

可以在虚拟社交平台上进行实时互动、聊天和游戏，增强社交体验的个性化和参与感，等等。

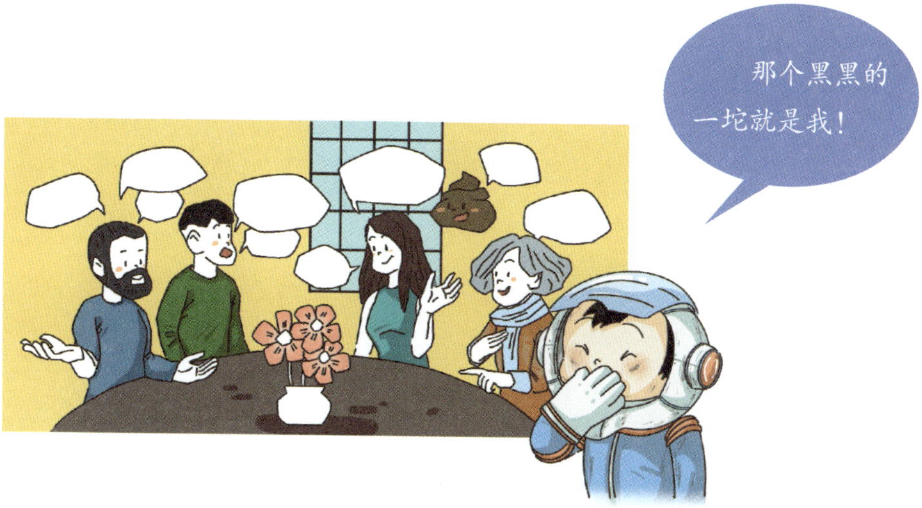

通过脑机接口技术，人类大脑的可控范围得到极大拓展，甚至在**虚拟世界**得到了**无限延伸**。

知识延展："侵入式"脑机接口

脑机接口的**侵入式技术**，就是指通过外科手术等方式直接将电极植入到更深层的大脑结构中，这些电极可以是**单极电极**、**微电极阵列**或**柔性电极**等，以此来检测和控制神经元活动的技术。

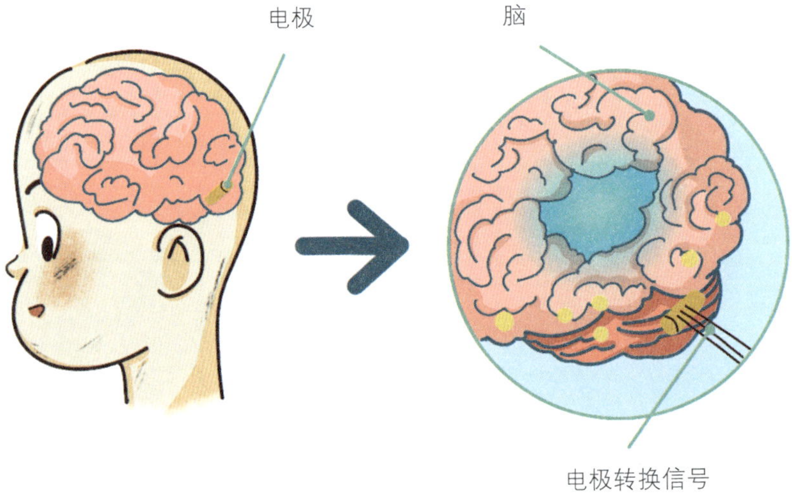

侵入式脑机接口

侵入式技术可以避开颅骨和脑皮层的干扰，因而在对信息的获取上要更为精确。

反过来，用侵入大脑的电极来对神经元进行刺激的做法也是更为**直接**的，它会比非侵入式方法产生更为明显的效果。

因此，侵入式技术的**优点**明显。

首先是直接读取神经元信号，可以获取更高的信号精度和分辨率。

其次是可以实现快速的信号传输和处理，提供实时的控制和反馈。

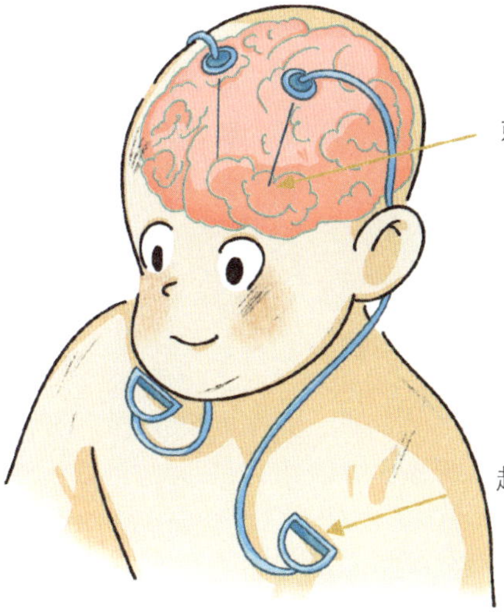

大脑深层电刺激

当然，侵入式技术的**缺点**也是明显的：通过开颅植入电极具有巨大的风险，而且由于异物侵入，还可能会引发免疫反应和炎症反应，从而导致电极信号质量衰退甚至消失。

不过经过科学家的不懈努力，在克服侵入式技术的缺点上，人们已经取得了较大的突破，但从总体上看，侵入式技术的**风险和成本**依然是不可忽略的。

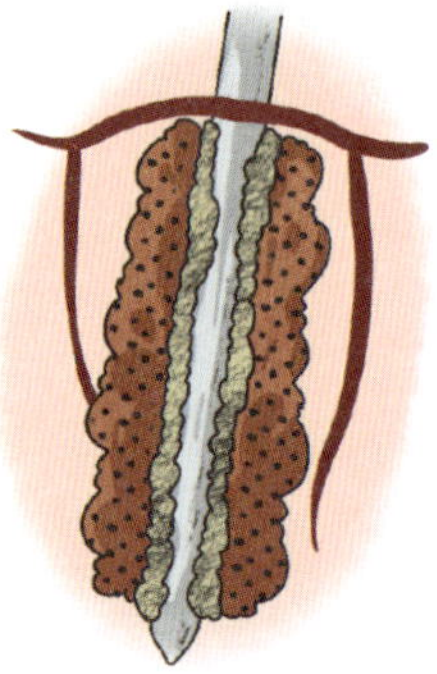

电极植入引发的脑胶质细胞结痂等炎症反应

比如，神经连接公司选择的是一种侵入式的路径，完成**芯片植入**的整个手术过程只需要短短的十五分钟，且对于植入者的创伤极小。

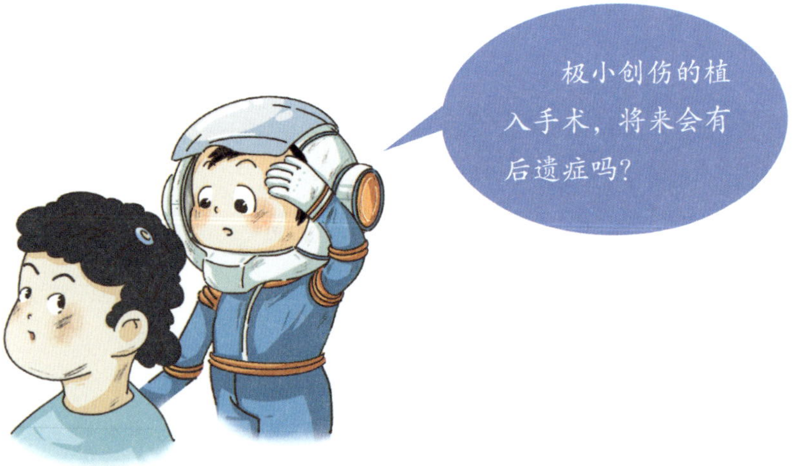

第三篇 脑机接口的应用和未来

来自中国的突破

进入 2000 年以来，**中国的科学家团队**在脑机接口的研究和应用方面，也取得了很多突破性的进展。

2006 年，**中国科学院自动化研究所**的研究团队成功开发了一款实时的**脑电图系统**。

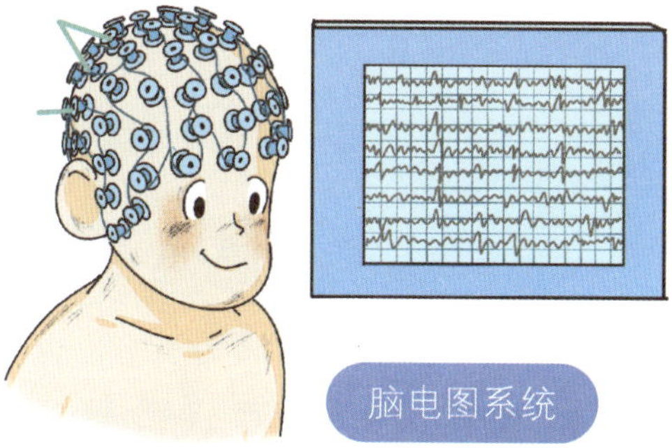

脑电图系统

研究团队开发的这种高灵敏度的脑电图系统，能够更准确地采集脑电信号，减少外界噪音和干扰。同时，系统中还使用了先进的信号处理算法，能迅速识别和分类不同的脑电波模式。

实验证实，这个能够实时采集和处理脑电信号的系统，具备高精度和高稳定性等特点。它的成功标志着中国在脑机接口研究领域迈出了重要一步。

与侵入式脑机接口相比，**非侵入式**脑机接口不需要在大脑中植入电极，因此具有安全、无创的优势。

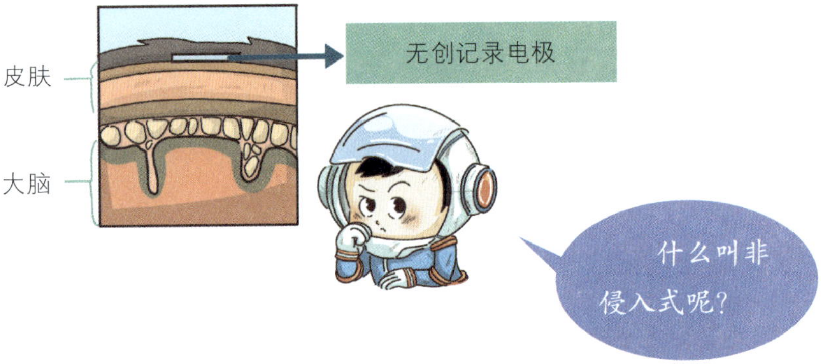

2012 年，**清华大学**的研究团队成功开发了一款高效、精准的非侵入式脑机接口系统。

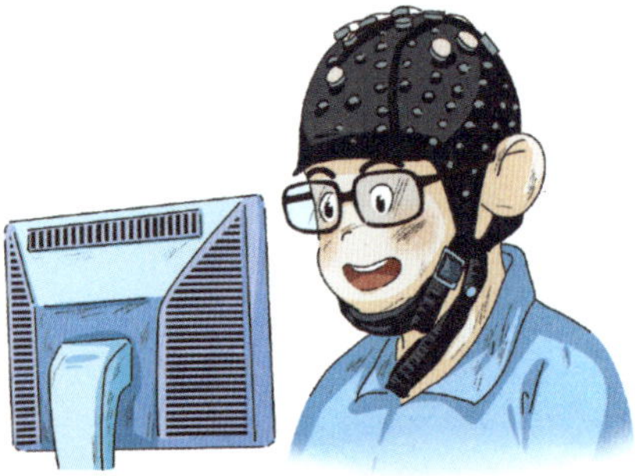

非侵入式脑机接口系统

研究团队设计并使用了一种高灵敏度的脑电图电极帽，能够准确采集大脑不同区域的脑电信号，再经过多种先进的信号处理算法解码后，可以精准提取参与者的意图。

研究团队还开发了一个实时处理平台，并设计了友好的用户界面，参与者可以通过**意念控制**计算机光标、输入文字等操作。

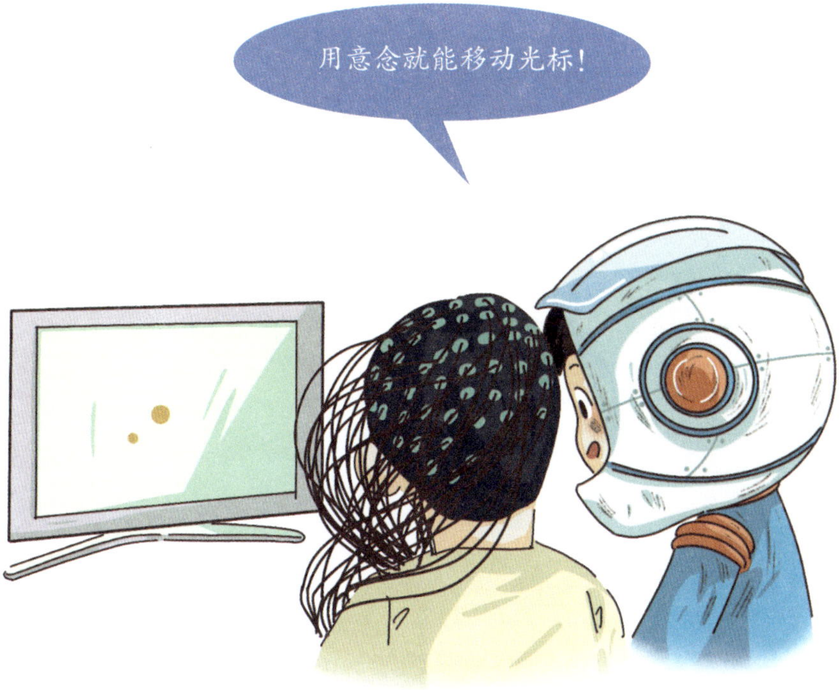

实验结果表明，该系统具有较高的准确性和响应速度，参与者能够以较高的成功率完成指定任务。

因此，该系统可以帮助**肢体障碍患者**通过脑电信号控制计算机和智能设备，并在辅助医疗、教育娱乐、智能家居等领域具备应用价值。

2016 年，中国航天员景海鹏和陈冬，在天宫二号开启了人类历史上首次太空脑机交互实验。**天宫二号**是我国第一个真正意义上的太空实验室。

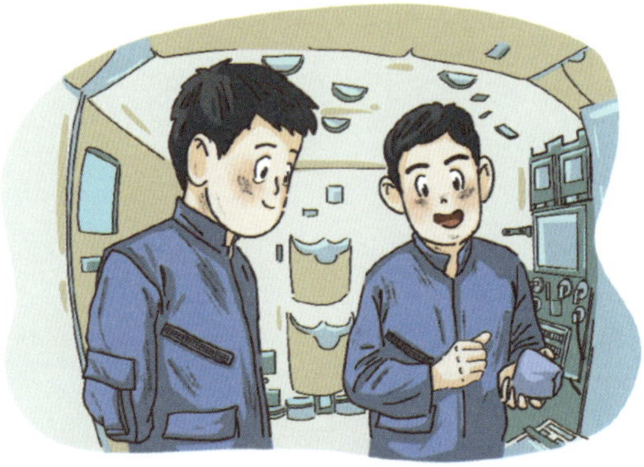

天宫二号空间实验室内部示意图

但是受微重力和操作空间狭小等条件制约，**航天员**在太空中完成复杂任务受到了极大限制。

这次实验，成功验证了脑机交互可以不依赖外部动作，也能将航天员的思维活动转化为操作指令，同时又能监测航天员的脑力负荷等神经功能状态。

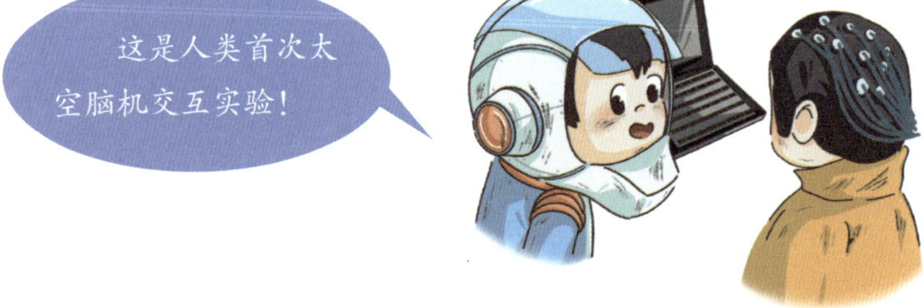

这套先进的脑机交互系统，是由**天津大学明东**教授及其团队负责设计研发。

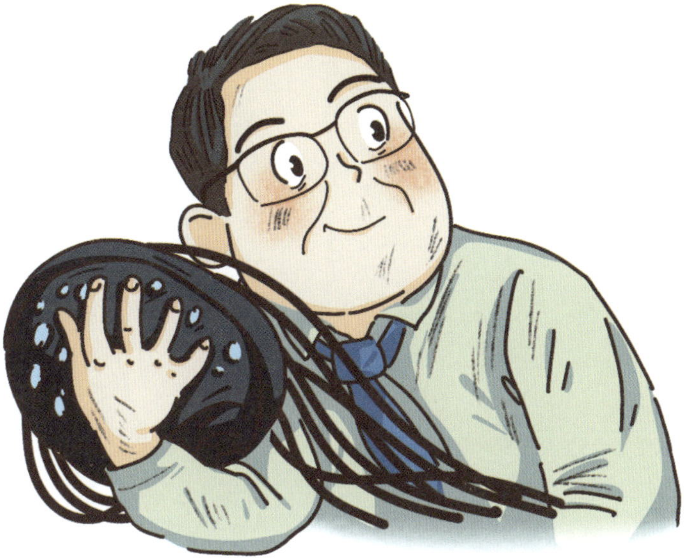

为何要在太空中率先开展**脑机交互**研究？

“人类的大脑因其复杂神秘而被称为‘三磅宇宙’（3磅约等于1.36千克，接近成年人脑的重量）。”明东教授介绍，“脑机交互将是未来人机通信交互的最高形态。通过脑机接口，航天员将能实现人机相互适应，减轻作业负荷，是最为理想的人机交互方式。

此前，天津大学研究团队曾开发出了**“神工”**系列人工神经康复机器人，并在多地医院临床测试成功，使数以千计的中风瘫痪人士燃起重新独立生活的希望。

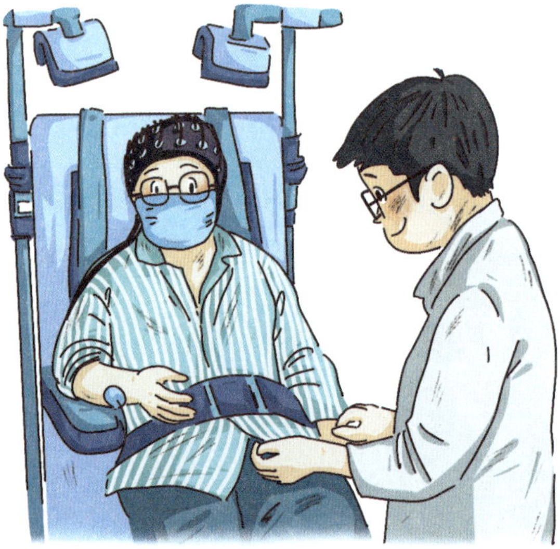

使用中的“神工一号”

中风偏瘫或者**截瘫**的患者，因为脑部或者四肢受损，导致大脑无法发出正确指令，或者指令无法传输到周边神经，进而无法指挥肢体正常行动。

患者只需要把装有电极的脑电探测器戴在头部，并在患病肢体的肌肉上安装电极，借助“神工”系统的连接，患者就可以用“意念”来“控制”肢体了。

2019 年，**复旦大学**研究团队研制出国内首款无线脑机接口芯片。

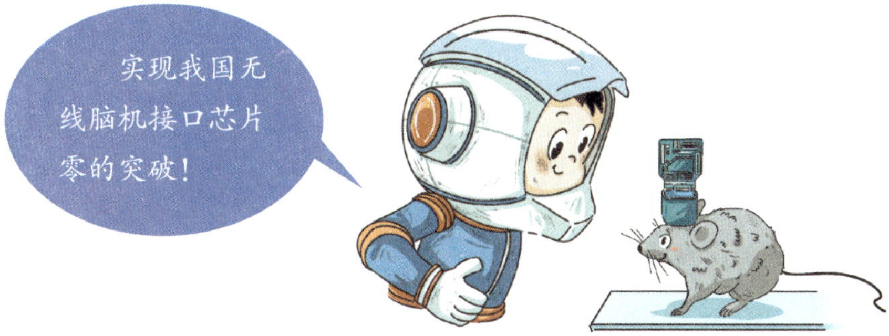

这款 64 通道的**脑机接口芯片**，以每秒 54 兆比特的无线数据传输，同时支持无线能量充电与指令传输，且续航时间超过 24 小时。

整颗芯片面积只有一枚硬币大小，总重量不超过 3 克，能很好满足不同活体实验的需求。

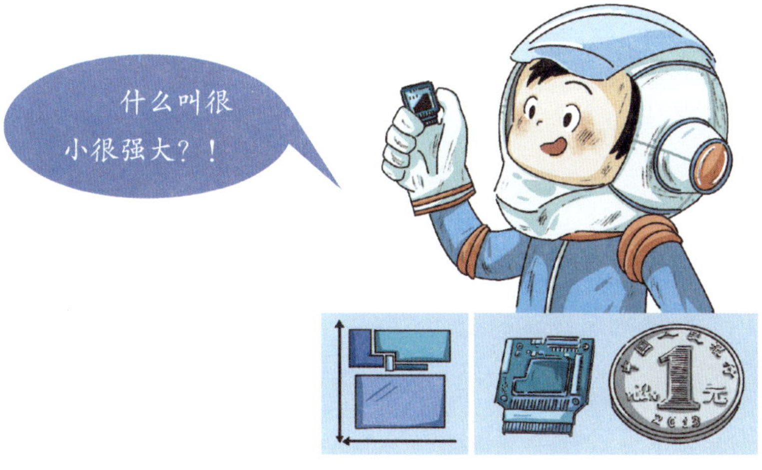

无线脑机接口芯片的成功研发，将成为我国脑科学与类脑研究的利器，具有重要的科学和临床医疗价值。

2019 年，**清华大学**的研究团队成功实现了协助渐冻人进行意念打字的技术突破。

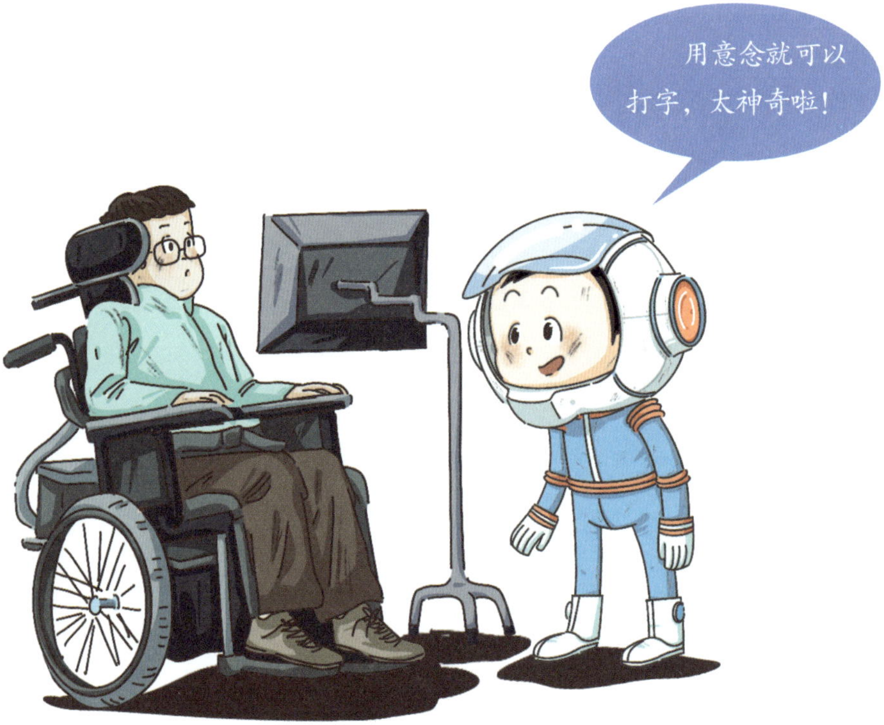

渐冻人（ALS 患者）指因逐渐失去控制肌肉的能力，最终导致无法进行语言交流的患者。

针对这种可怕的疾病，清华大学研究团队设计了一种高灵敏度的脑电图电极帽，通过高精度的信号采集、先进的处理算法和实时系统的结合，实现了患者通过意念就可以打字的目标。

实验结果表明，系统在不同参与者中的打字速度和准确率均较高，能够有效帮助渐冻人恢复交流能力。

脑电波打字是如何实现的呢?

参与者面前屏幕上的虚拟键盘共有 40 个按键，包括 26 个字母和其他功能键，每一个按键都会以不同的频率闪烁，有的闪得快，有的闪得慢。

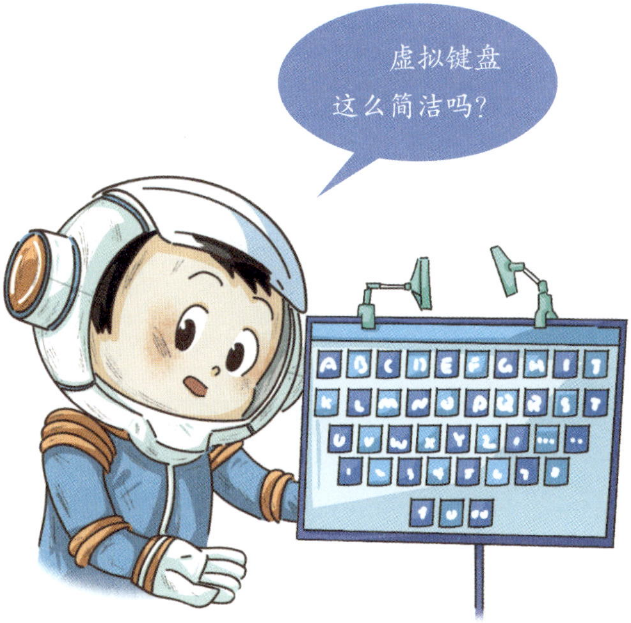

打字时，参与者盯住某个按键，后脑勺的枕区就会产生对应闪烁频率的**脑电波信号**。信号经过脑电图电极帽的传输，屏幕上就会出现相应的字符。

脑电图电极帽上密布着数十个电极，与头皮接触收集和放大脑电波信号。参与者每输入一个字符大概需要两秒，平均正确率能达到 91%，且输入效率能接近正常人手写速度的一半。

2019 年，**天津大学**的研究团队开发出一款名叫**“脑语者”**的脑机交互芯片。

这款芯片能识别出头皮脑电中极微弱的神经信息，高效计算解码用户操作指令，让脑机交互设备真正成为使用者的“第三只手”。

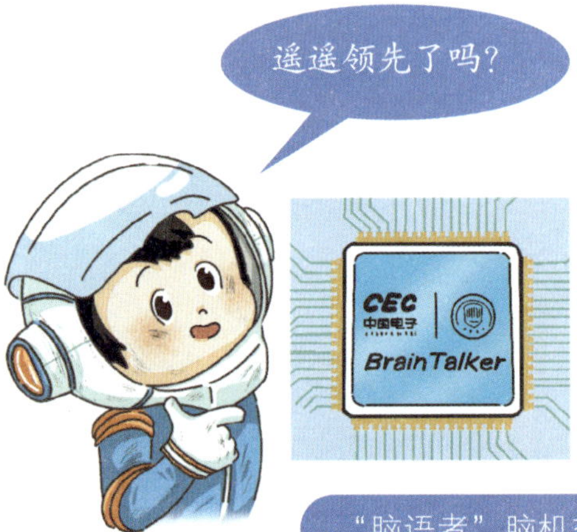

“脑语者”脑机交互芯片

随后，在“2019 世界机器人大会”的比赛中，天津大学的研究生**魏斯文**夺得桂冠。他在不用手和键盘的情况下，仅用意念就完成每分钟解码输出 69 个汉字，这已超过普通人用触屏手机打字的速度。

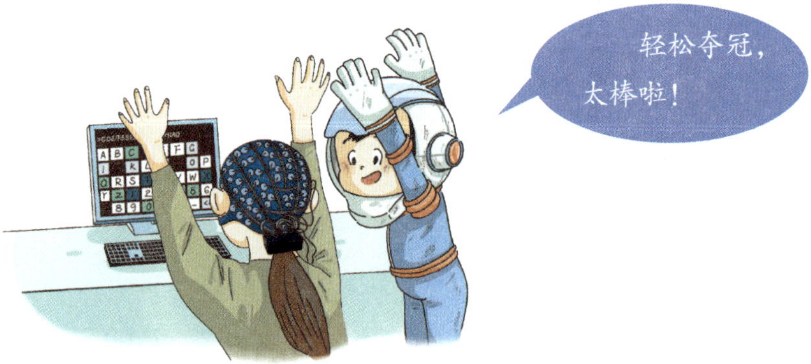

同年，**西安交通大学**的研究团队成功开发出一种**无线脑机接口系统**。

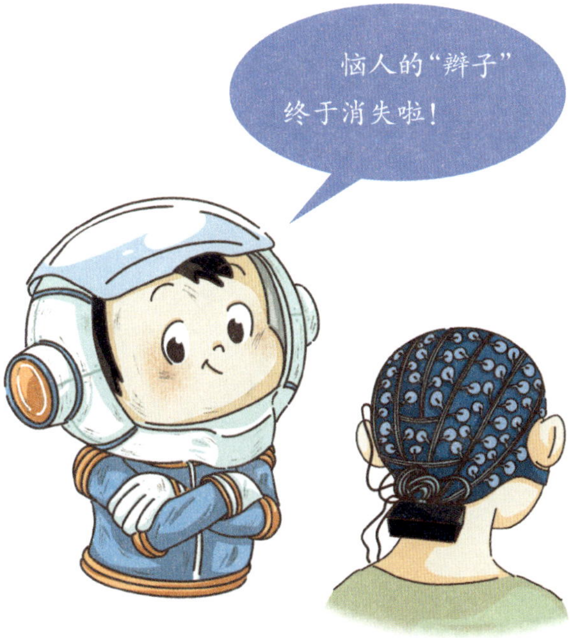

无线脑机接口系统

传统的脑机接口系统要依赖有线连接，这不仅限制了用户的活动范围，还可能带来操作不便和安全隐患。

研究团队设计了一种基于蓝牙技术和无线通信技术的**无线通信模块**，能够稳定、高效地传输脑电信号。无线模块具备低功耗特性，适合长时间使用，且传输距离可达数十米，可以满足日常使用需求。

2020 年，**浙江大学**研究团队设计了一种微型的**高灵敏度电极阵列**，能够在一枚硬币大小的微电极阵列上设置 100 个电极，每个电极都能检测到一个甚至多个神经元细胞放电。

一位 72 岁的瘫痪退休教师参与了实验。他在两年前发生了车祸，导致颈髓重度损伤，成了一名高位截瘫患者，所幸车祸没有损伤老人的大脑。

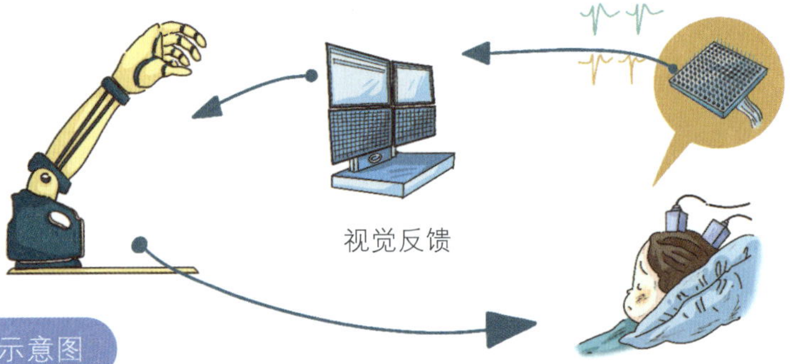

实验流程示意图

研究团队利用手术机器人，将两个电极准确地植入到老人的大脑运动皮层中。电极连接着计算机，可以实时记录大脑发出的神经信号。

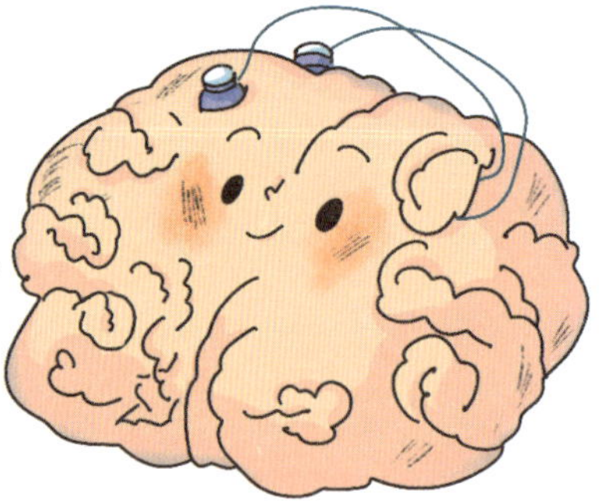

植入的两个电极

经过先进的信号处理算法解码，大脑信号会被快速传输到机械手臂，并精确控制其动作。

采用循序渐进的训练方法，患者先在电脑屏幕上操纵鼠标，再练习指挥**机械臂**完成上下左右等方向的动作。

后来，神奇的一幕出现了，患者能用意念操纵机械手臂，完成握手、饮水、进食等动作。

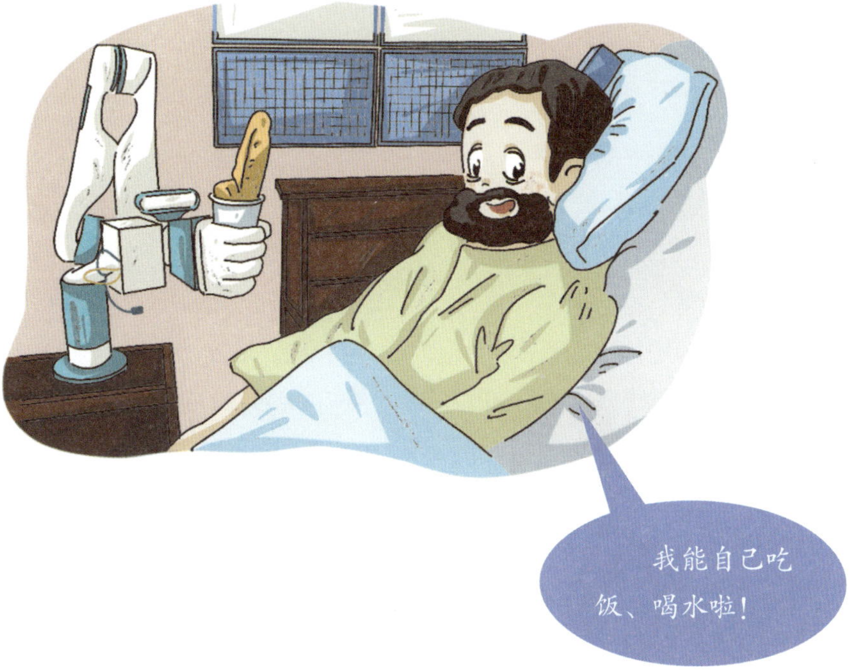

这是国内首次实现侵入式脑机接口技术的新突破，也让曾经幻想的场景变成了实现。

无人机在搜索救援、环境监测、娱乐休闲等领域有着广泛的应用，因此，脑机接口技术应用于无人机的控制，逐渐成为研究热点之一。

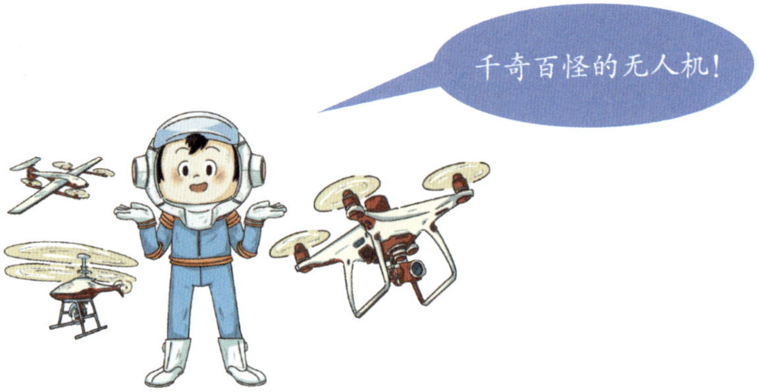

2020 年，**华南理工大学**的研究团队开发出了一种脑控无人机系统。

研究团队邀请多名志愿者参与此项实验，志愿者通过佩戴脑电波电极帽，经过短时间的训练后，成功实现了对无人机的**意念控制**。

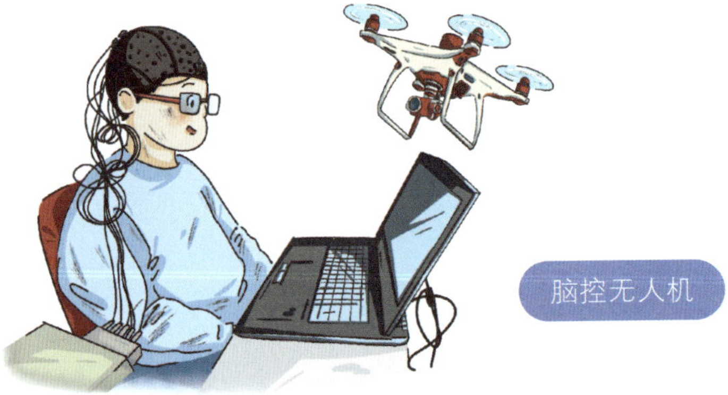

实验显示，无人机能够按照志愿者的意图进行复杂的飞行操作，系统响应迅速、准确。

2022 年 6 月 25 日，**南开大学的段峰**教授科研团队完成了我国自主研发的首例**介入式脑机接口**动物实验。

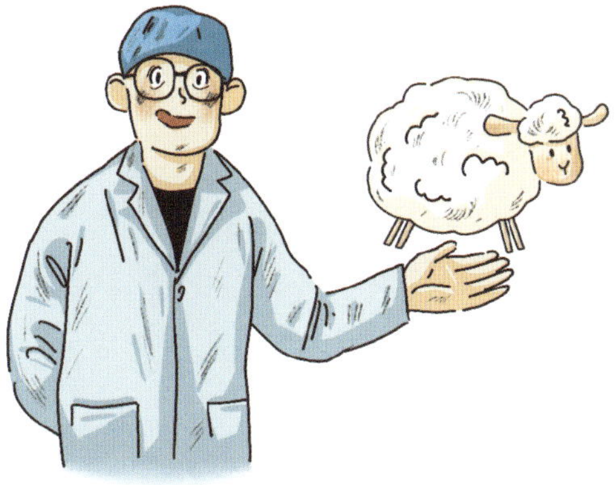

本次实验是国内首次在羊脑内实现介入式脑机接口，填补了国内介入式脑机接口领域空白，对推动我国脑科学领域发展具有重要意义。

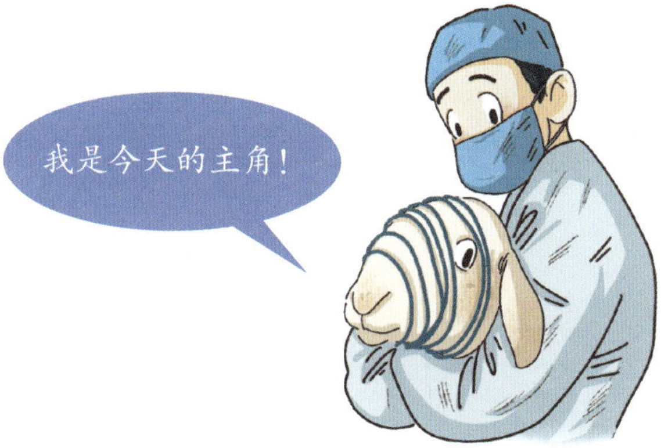

实验最终在羊脑血管内完成了**传感器植入**，并成功采集到了脑电信号。

传统脑机接口分为**侵入式**脑机接口和**非侵入式**脑机接口。

侵入式脑机接口需要通过开颅手术或者钻透颅骨将脑电传感器植入脑内，这可能会导致患者大脑的长期炎症。

非侵入脑机接口虽然对人没有伤害，但是脑电信号微弱，识别准确率和实时性受限。

而**介入式脑机接口**，是沿着血管植入传感器，可以连通并激活大脑区域，无须侵入大脑即可获得脑电信息。

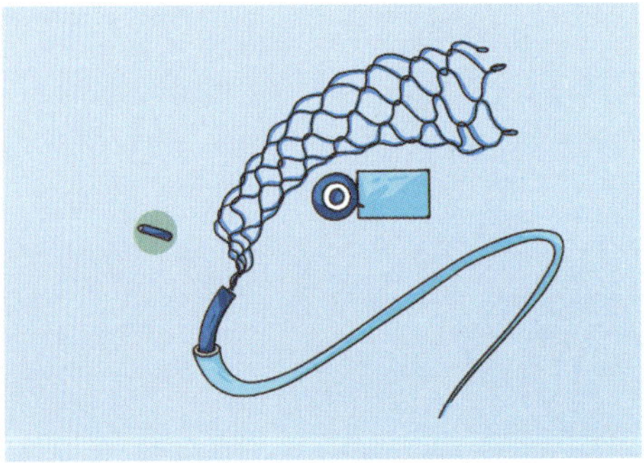

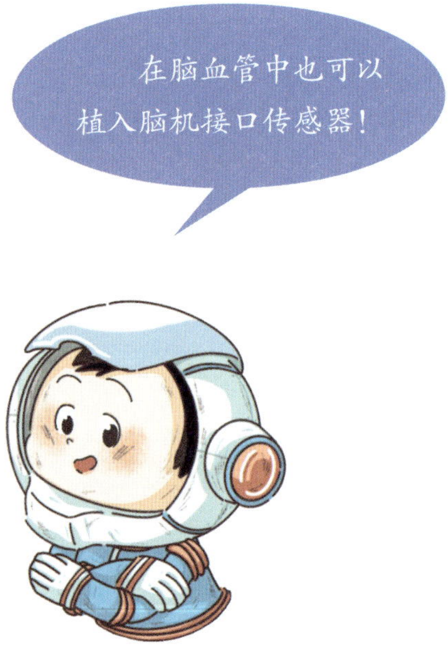

并且，手术过程安全性较高，只需要通过类似心脏搭桥的微创手术便可实现脑机连接。

2023 年，**清华大学洪波**教授带领团队设计研发的无线微创植入脑机接口（NEO），成功进行了首例临床植入试验。宣武医院**赵国光**团队进行了植入手术。

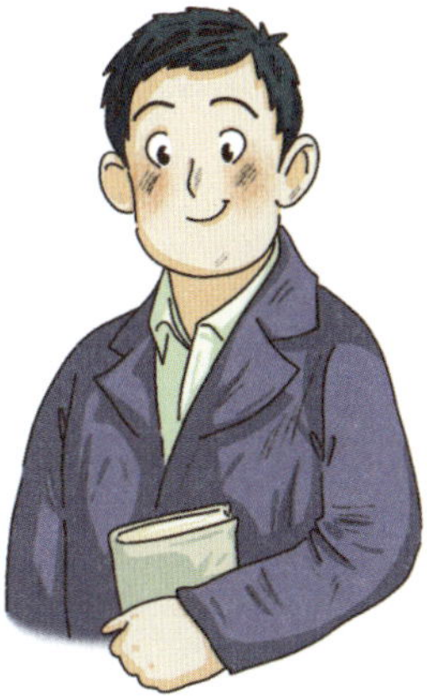

首例患者是一位由车祸引起的颈椎处脊髓完全性损伤的病人，处于四肢瘫痪状态已经 14 年。两枚硬币大小的脑机接口处理器植入患者颅骨中，成功采集到了患者的感觉运动脑区神经信号。

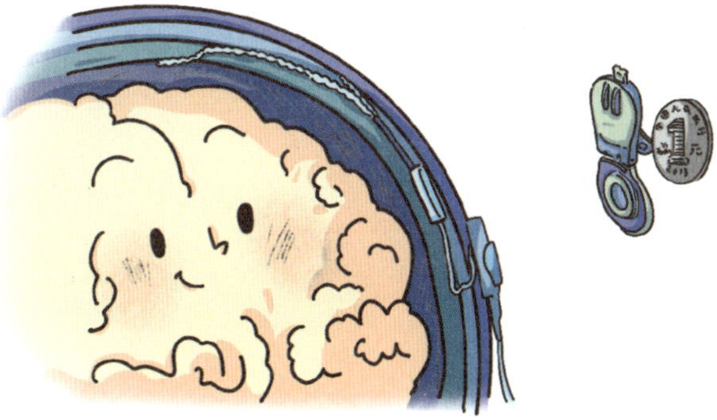

系统采用了近场**无线供电**和通信技术，植入颅骨的体内机无须电池，患者可以终生使用。

该系统采用**无线微创设计**，体内机埋在颅骨内，电极覆盖在硬膜外（硬膜位于颅骨和大脑皮层之间，起到保护神经组织作用），不损伤大脑细胞，手术后 10 天患者出院回家。

经过三个月的居家训练，患者可以通过脑电活动控制气动手套，实现自主喝水等脑控功能，抓握解码准确率超过 90%。

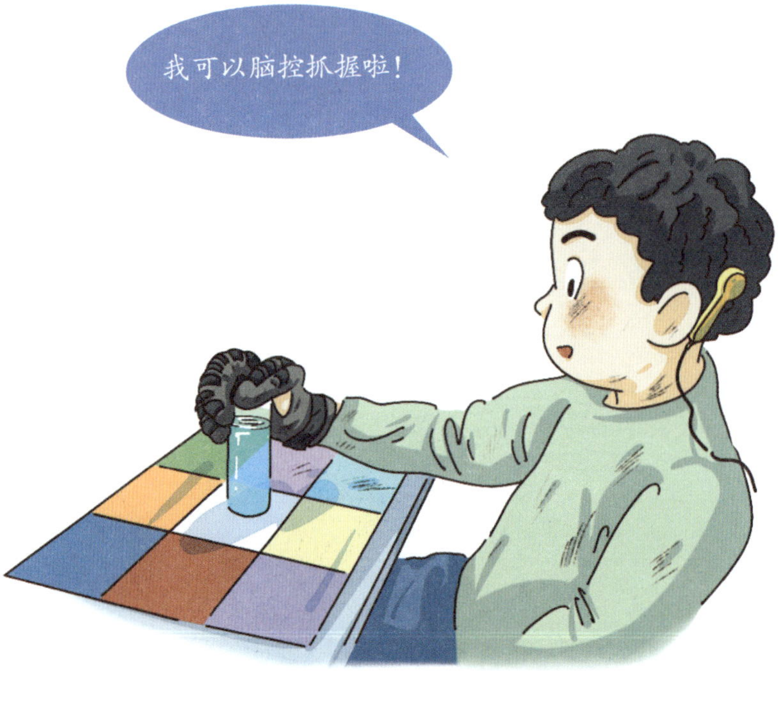

2024 年 1 月，联合团队宣布患者康复，首例临床试验成功。

2024 年 4 月，**浙江大学**脑机接口团队发布最新研究成果：他们成功实现了侵入式脑机接口控制机械臂书写汉字。

汉字书写的过程是一项精细运动，而且汉字与英文相比，笔画更多、分类更难、字数更多，因此，汉字的脑控书写难度也更大。

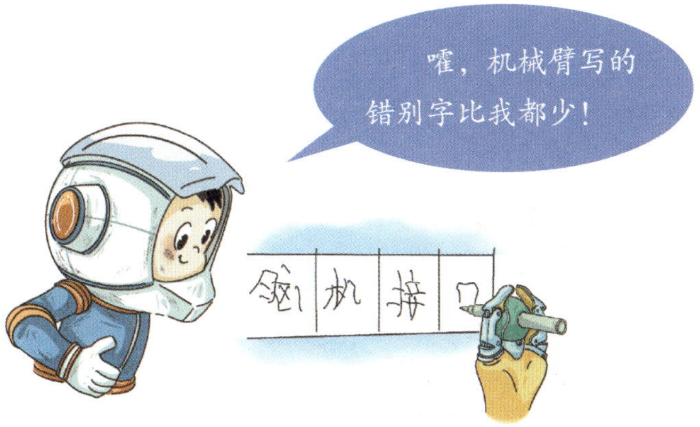

实验结果显示，76 岁瘫痪的老人用意念控制机械臂，不仅可以书写汉字，且 100 个常用汉字的正确率达到了 96%。

脑机接口技术正将瘫痪者从僵硬的躯壳中解救出来，逐渐找回了他们精彩的生活。

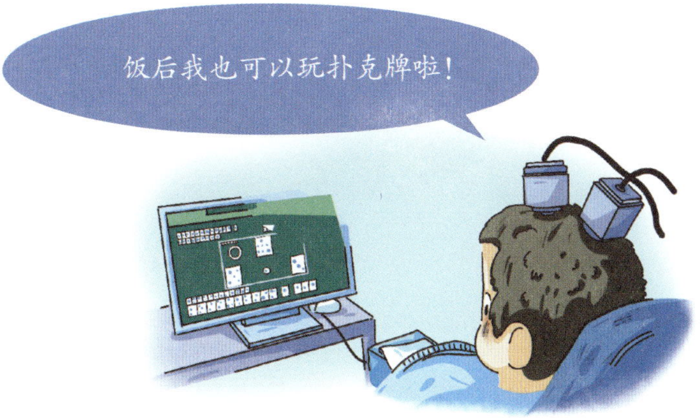

2024 年 7 月，**天津大学**研究团队发表了最新科研成果：全球首个可开源的片上脑 - 机接口智能交互系统（MetaBOC），实现了体外培养的“大脑”对机器人的无人控制。

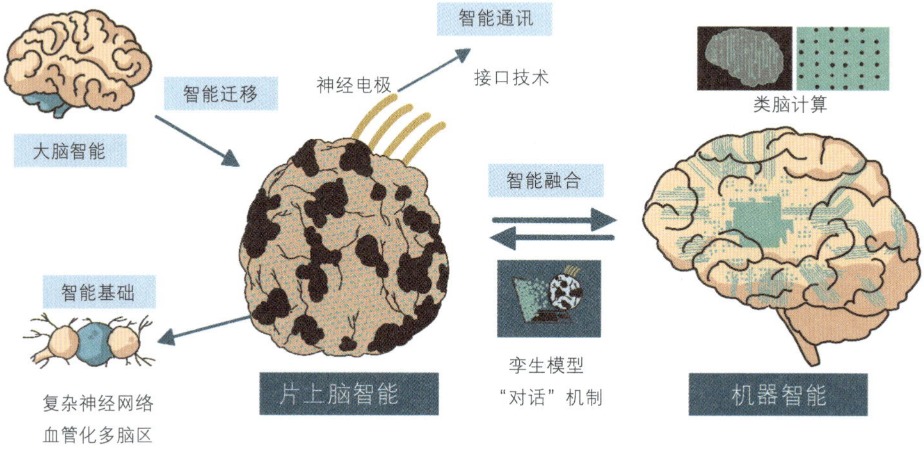

片上脑 - 机接口智能交互系统

MetaBOC 系统的核心在于独特的片上脑 - 机接口设计，即利用**体外培养**的**脑类器官**作为“指挥中心”。

脑类器官发出的电信号，经过复杂的采集和解码后，成功转化为精确控制机器人的指令。

另外，实验证实，MetaBOC 系统还能促进脑类器官生长发育。

“突破性疗法”的到来

近年来，世界各国都加快了脑机接口研发和应用的步伐。

2016 年，美国知名的脑机接口公司——神经连接公司创立。

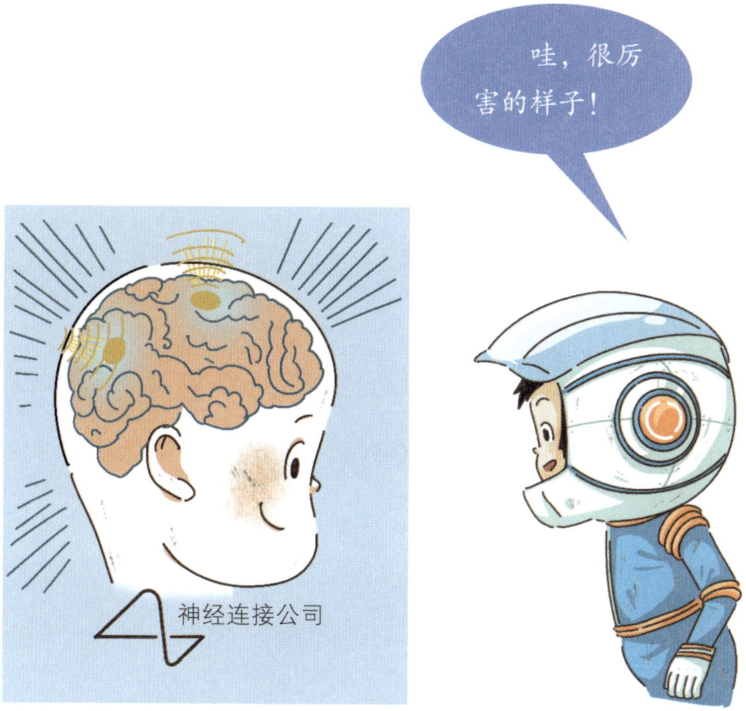

神经连接公司成立之初，就致力于开发高带宽的脑－云接口技术，通过植入大脑中的超薄神经微电极阵列，加上人工智能算法，实现大脑与计算机之间的直接通信。

神经连接公司开发了一种名为**“神经线”**的柔性电极，这些电极非常细，比头发丝还细，可以减少对大脑组织的损伤。

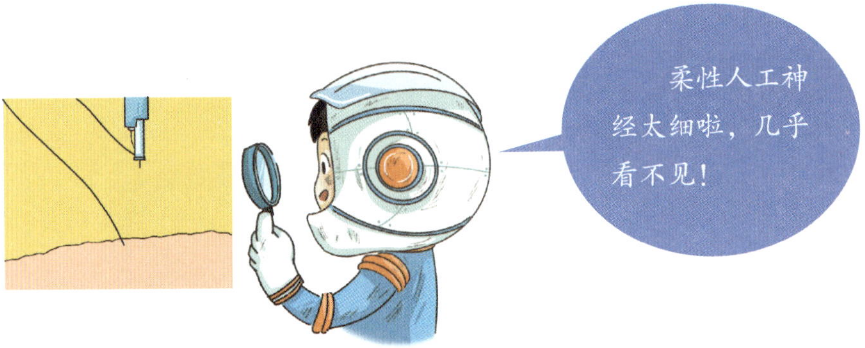

他们还开发了一种**手术机器人**，可以精确地将电极植入大脑中指定的位置，以确保电极与神经元的最佳接触。

移动的插管筒（A），在消毒盒（C）中，取出一根柔性人工神经（B），用细针（D）将人工神经插入大脑，然后缩回针头，将人工神经留在原处。

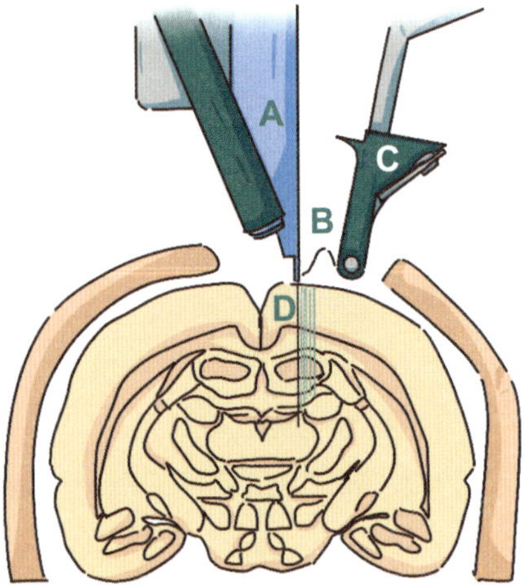

植入人工神经元的机械手

植入的电极可以记录大脑中的神经活动，并将这些电信号传输到外部设备。

他们设计了一种**接口设备**，可以无线传输和接收信号，使大脑与计算机之间实现高速通信。

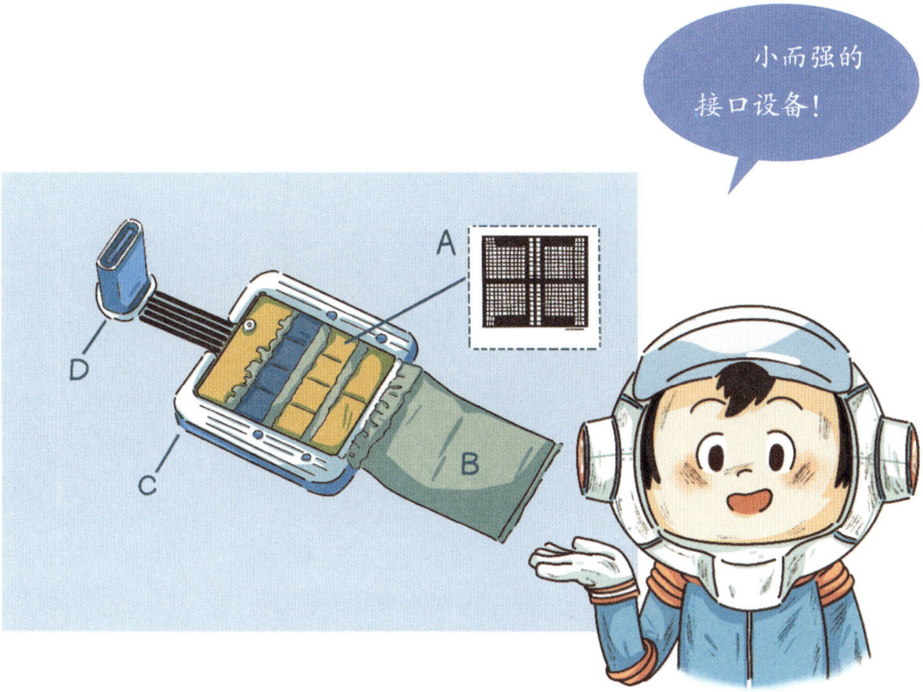

接口设备包括：12 个微芯片（A），共 3072 个神经元通道；人工神经（B），排成布状；基座（C）以及外接电源和数据连接器（D）。

这种高带宽接口允许大量数据在大脑和计算机之间实时传输，实现复杂的交互。

神经连接公司在一系列的脑机接口技术上都取得了快速突破，比如在微电极设计、手术机器人、信号处理和无线通信等方面，展示了**高带宽脑 – 云接口**的可行性。

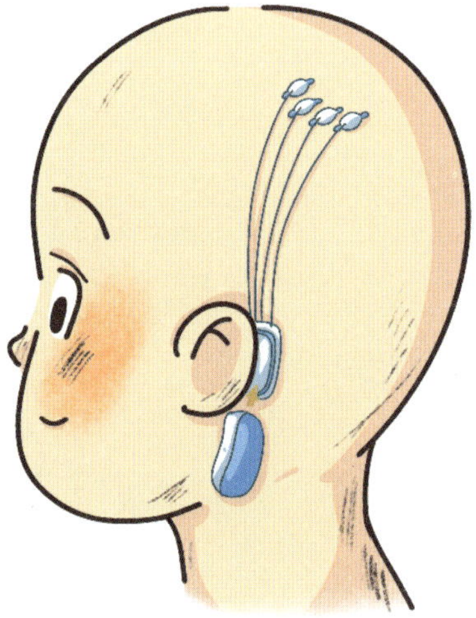

神经连接公司的脑机接口系统

他们的最终目标是实现人类与计算机之间的无缝通信，增强人类的认知能力，并治疗多种神经系统疾病。

近些年里，神经连接公司每隔一段时间就会发布重大的研究成果，可以说，几乎每一次成果的展示都让人感到巨大的震撼。

2019 年，神经连接公司推出了**第一代人工神经**，1024 根电极线的人工神经被植入到大脑的某块区域，采集大脑活动的电信号，并通过无线传输的方式将信号传导到终端设备。

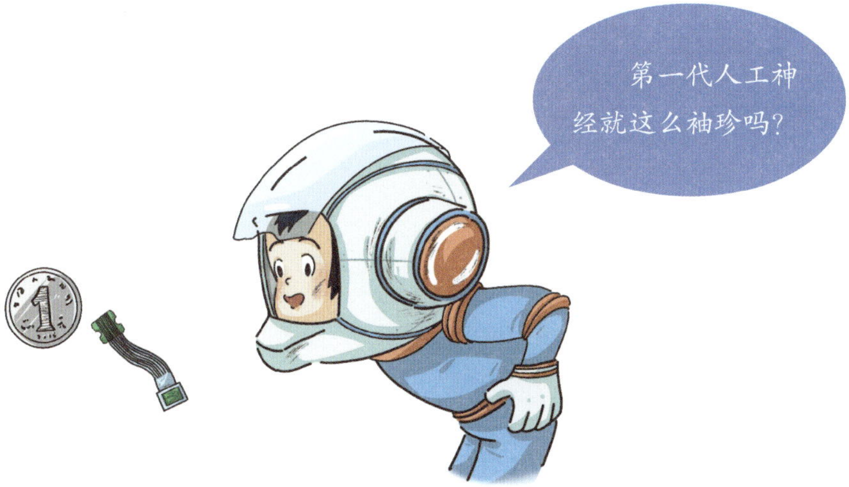

生物神经元和人工神经元是如何相互连接的呢？

人工神经元接收到脑神经的脑波信号后，会把信号传送到**记忆体芯片**进行存储，并转换成数字信号传送到微型芯片中进行运算处理，运算结果再经记忆体芯片逆向反馈，从而完成互动。

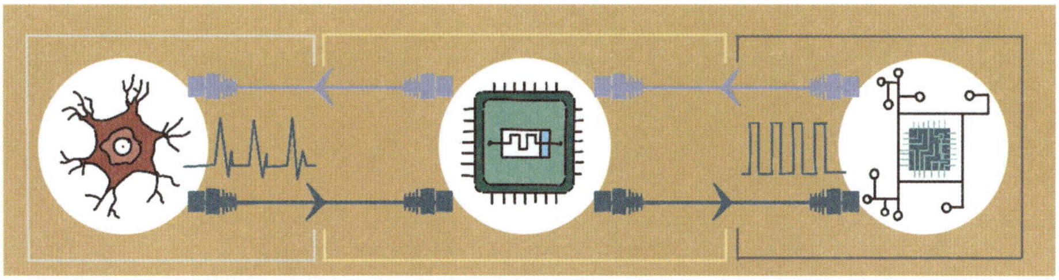

生物神经元与人工神经元的互动示意图

2020 年，神经连接公司公布了 **N1 微芯片**植入计划，并给实验**小猪**植入了这款脑控微芯片。

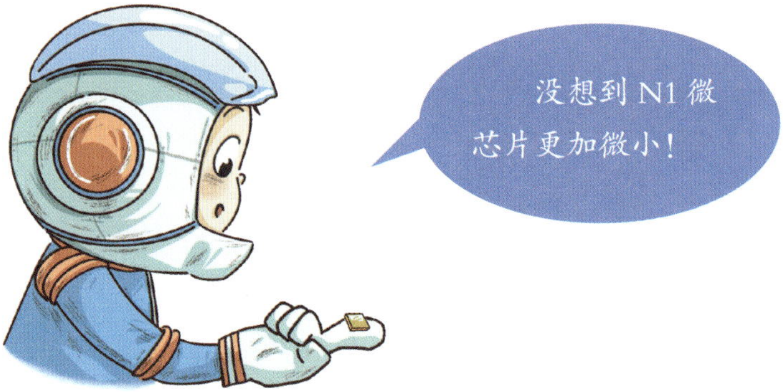

手术全程使用了神经连接公司开发的手术机器人。在外科医生移除小猪的部分头骨后，机器人将线放入它大脑的特定部位，以便传感器靠近神经元，读取清晰的大脑活动信号。

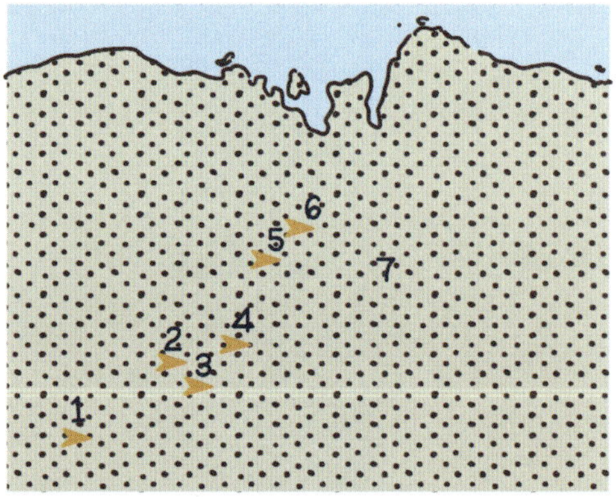

柔性人工神经植入大脑的不同深度

手术完成后，机器人还进行了快速缝合。

手术机器人由三个部分组成：头部、身体和底部。

手术机器人的头部像一个头盔的形状，能够包裹住患者的头部进行手术操作。此外，手术机器人还有嵌入式的相机和**传感器**，可以绘制患者的大脑图像。

这款神经外科手术机器人，每分钟能够植入六根线，整个手术过程，很像缝纫机在穿针引线。

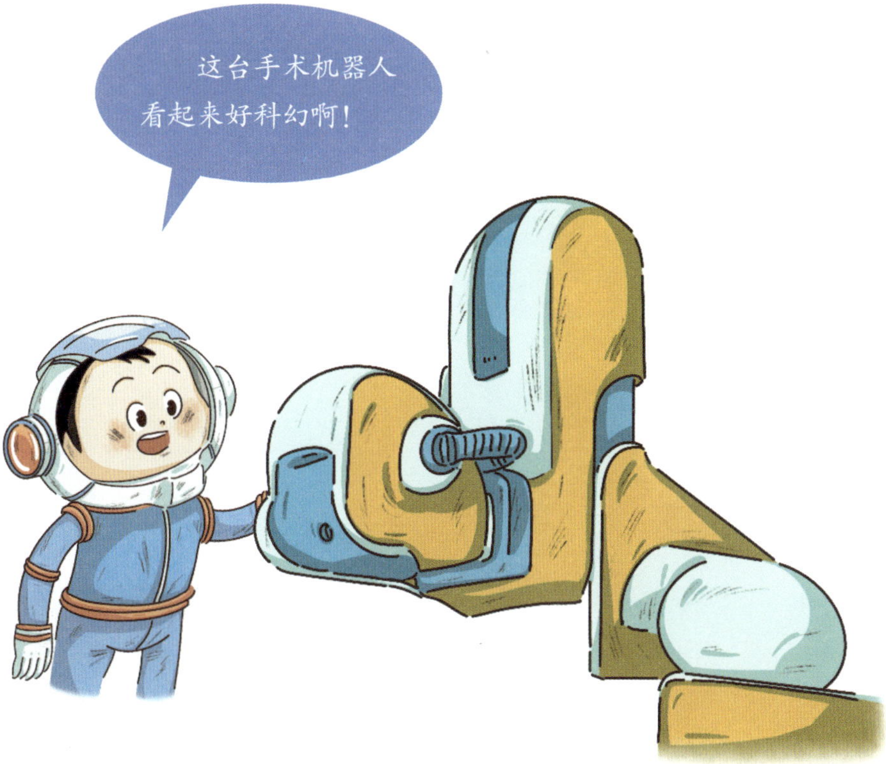

在手术成功后的发布会上，神经连接公司向全世界亮相了**三只小猪**：一只没有接受微芯片植入；一只曾经接受了微芯片植入，后被取出；一只两个月前接受了微芯片植入。

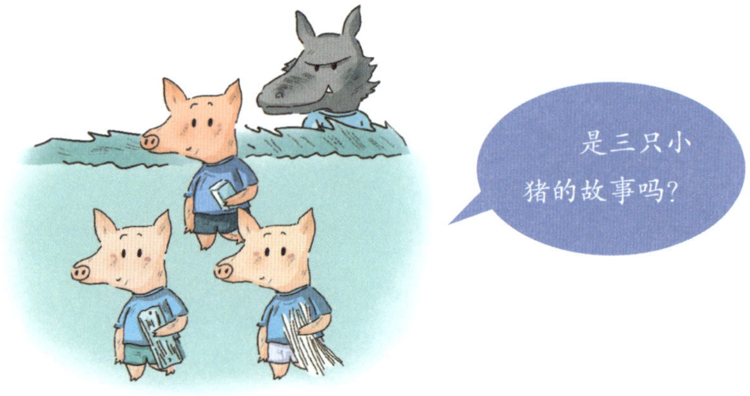

从表面上看来，这三只小猪没有什么不同。这说明微芯片的植入和取出应该是安全的，没有对小猪的大脑造成不良损伤。

当植入了微芯片的小猪的鼻子触碰到物体后，鼻子上的神经细胞就会发出信号，微芯片上**数千个电极**就能探测到这些神经信号。

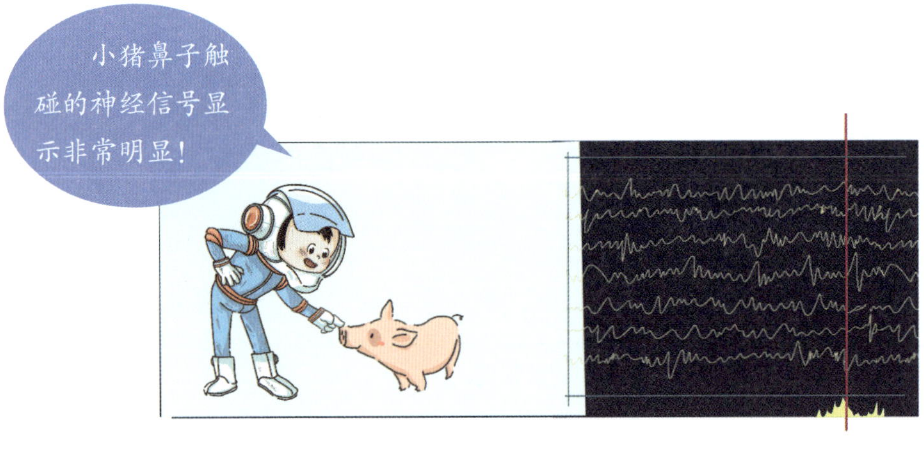

在给小猪成功植入 **N1 微芯片**后，神经连接公司表示，他们正在与美国食品和药物管理局（FDA）进行密切沟通，希望尽快进行人体试验。

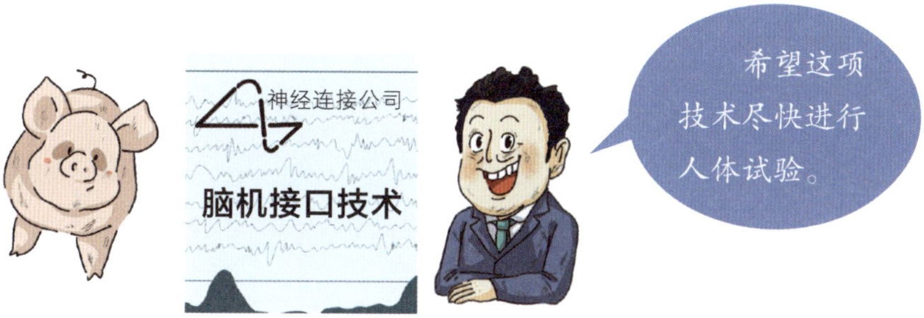

2020 年 7 月，神经连接公司的脑机接口技术获得了 FDA 的**“突破性疗法”认定**。

什么是“突破性疗法”认定呢？

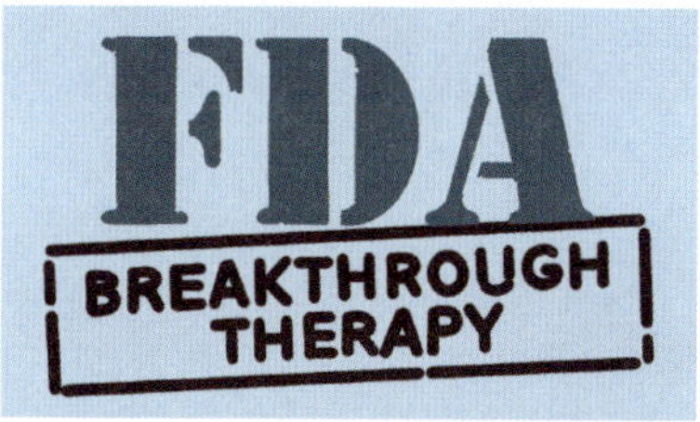

美国食品和药物管理局的“突破性疗法”认定

“突破性疗法”认定是 FDA 提供的一种特殊资格。

对于严重的或危及生命的疾病的一种**新疗法**，如果早期临床证据显示该疗法相较于现有治疗方法具有显著优势，就有资格获得这一认定。

获此认定后，FDA 就会加速审查流程，以便更快地将有效的新治疗方法推向市场。

这一权威认定，不仅加速了脑机接口技术的开发和审查流程，更重要的是，增强了公众和医学界对脑机接口技术安全性和有效性的信任。

自此，脑机接口技术正式由试验阶段，进入到**临床应用**的快速发展阶段。

2021 年，神经连接公司展示了一只大脑被植入芯片的猴子通过意念玩电子乒乓球游戏的录像。

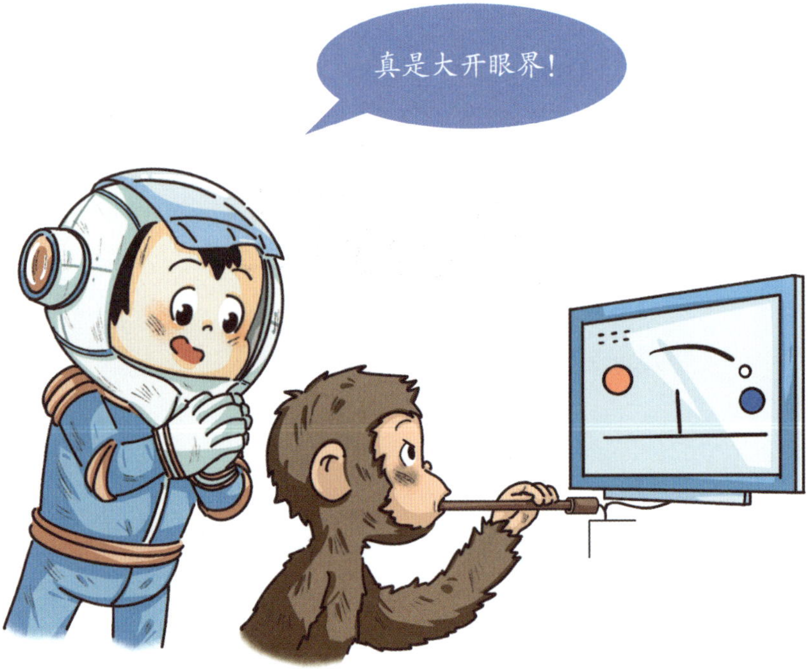

2022 年，该公司展示了另一只大脑被植入芯片的猴子通过意念打字的录像。

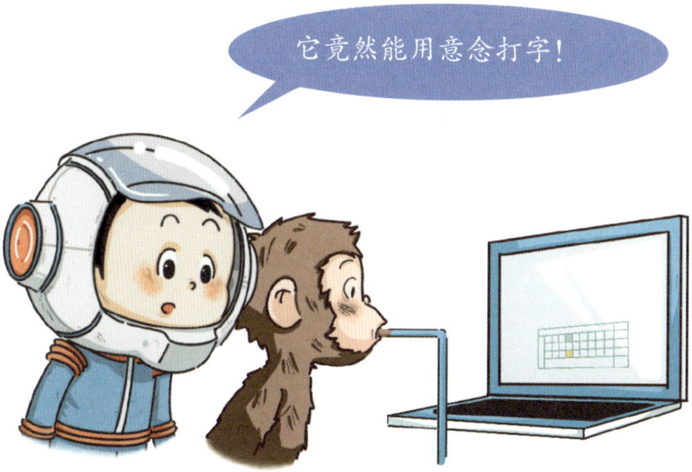

同年，N1 微芯片完成了无线充电的技术升级。它包含了一个微处理器和一个充电系统。新充电系统带有驱动电路的铝制电池底座，可以将电池寿命延长一倍。

升级后的植入物大约只有 **1 元硬币**那么大。

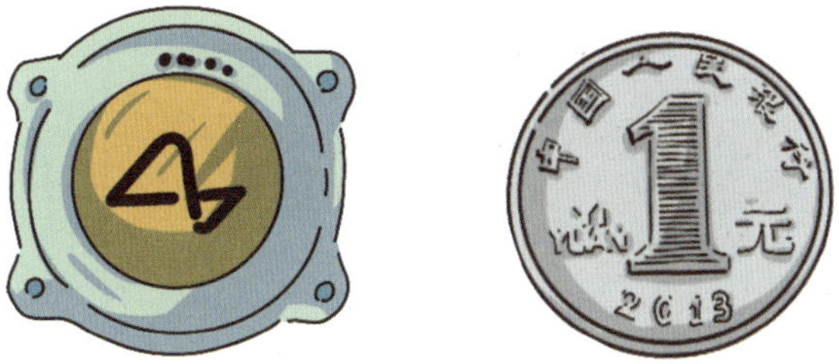

植入物与 1 元硬币的大小对比

N1 微芯片密封在一个**生物相容**的外壳中，可以承受比人体更严酷几倍的生理条件；

它由一个小型电池供电，可以外部**无线充电**；

它由先进的**低功耗芯片**处理神经信号，并无线传输到外部电脑，再解码为动作和意图；

N1 微芯片通过分布在 64 根丝线上的 1024 个电极记录神经活动，这些高度柔性、超薄的丝线是减少大脑损伤的关键。

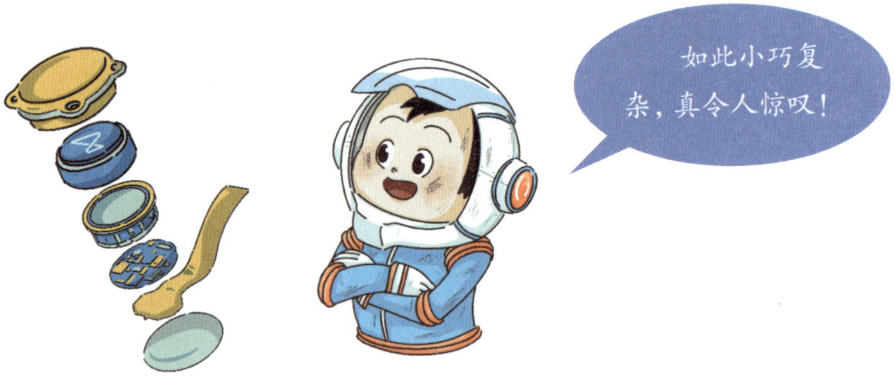

N1 微芯片配套有专门的神经连接软件、鼠标和键盘接口，可以提升光标速度和准确率。

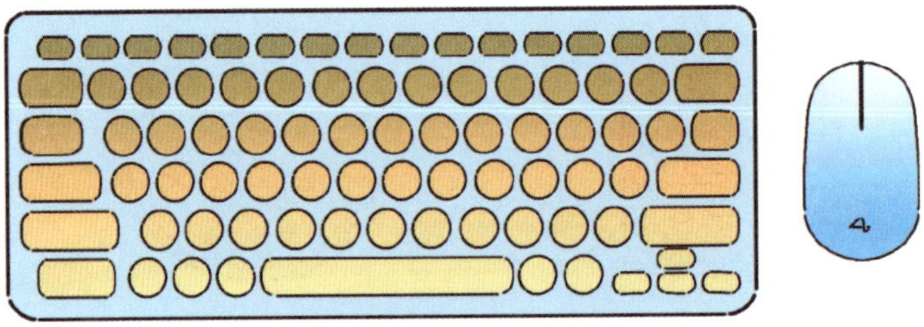

与 N1 微芯片配套的键盘和鼠标

2023 年，神经连接公司获准可以进行大脑植入物的首次人体试验。

首个临床试验者是一位四肢瘫痪的 29 岁男子，名叫**诺兰德·阿博**，因八年前潜水事故导致四肢瘫痪。

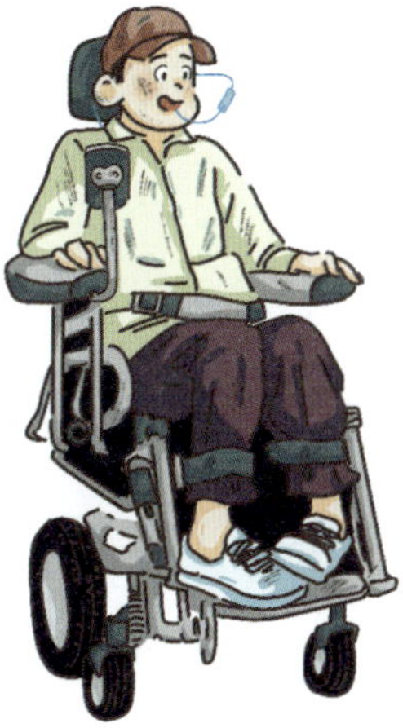

首个大脑植入物临床试验者
阿博

外科医生切除了他的一块头骨，随后，机器人把一系列电极和超细电线接入大脑。当机器人完成工作后，失去头盖骨的部分被覆上一块 1 元硬币大小的 **N1 微芯片**，这块芯片要留在那个地方好几年。

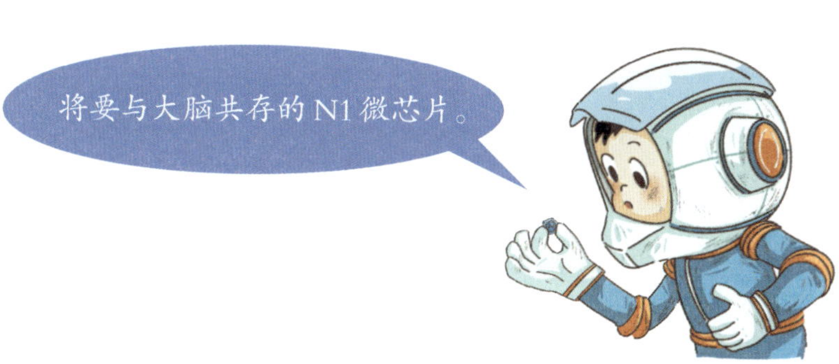

N1 微芯片可以通过无线传输神经数据，帮助阿博用意念控制计算机光标等外部设备。N1 微芯片包含电极和电子元件，能够处理并传输神经数据，并且通过无线方式充电，因此外观上不易被发现。

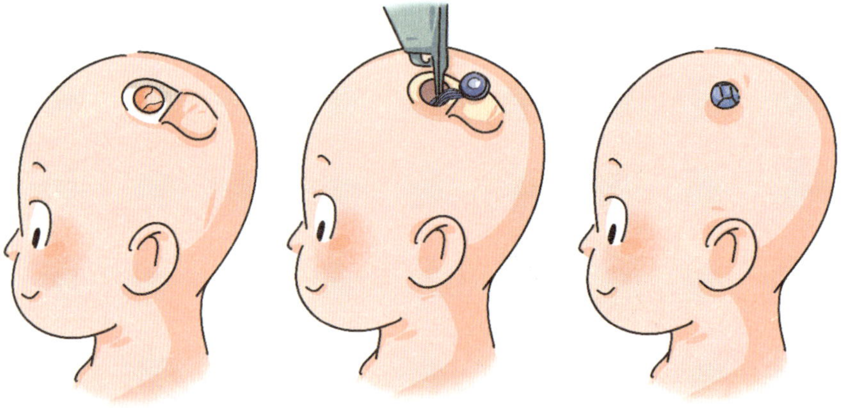

大脑植入物首次人体试验示意图

脑机接口的植入手术耗时不超过一小时，不需要进行全身麻醉。

阿博的手术过程非常成功，因此，他在做完手术的第二天就出院了。

2024 年 2 月，**埃隆·马斯克**宣布，首位植入 N1 微芯片的人类患者——阿博已完全康复，并可以用意念控制电脑鼠标。

3 月，阿博便能用**意念玩游戏**，并在社交平台上发布了他的**首条帖子**。

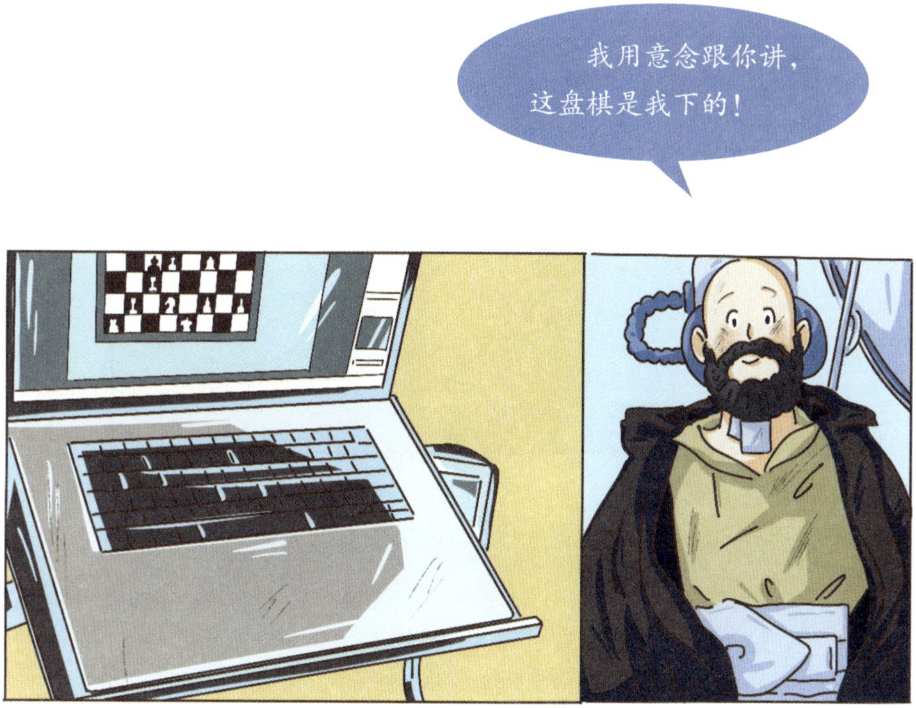

目前，神经连接公司正准备给第二位受试者的脑部植入芯片。

与此同时，不少脑机接口公司在临床应用上也取得了最新进展。

2017 年，美国**脸书公司**（Facebook）宣布了一项名为**“意念打字”**的前瞻性研究项目，即通过大脑信号实现无创意念打字的脑机接口技术。

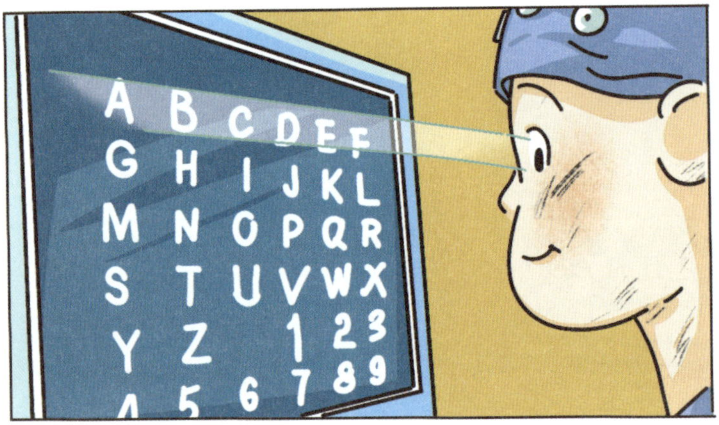

脸书公司的“意念打字”研究

他们不打算采用脑内植入电极的方法，而是希望通过**无创**的方法，即利用近红外光穿透头骨，并通过反射光线来捕捉大脑活动，从而解码出与语言相关的信号。

脸书公司还开发出了一款轻便、可穿戴的脑机接口装备，能够实现无创的意念打字，并且速度已接近一般人在智能手机上的打字速度。

2021 年，斯坦福大学研究员**克里希纳·谢诺伊**团队，首次破译了与手写笔迹有关的大脑信号。

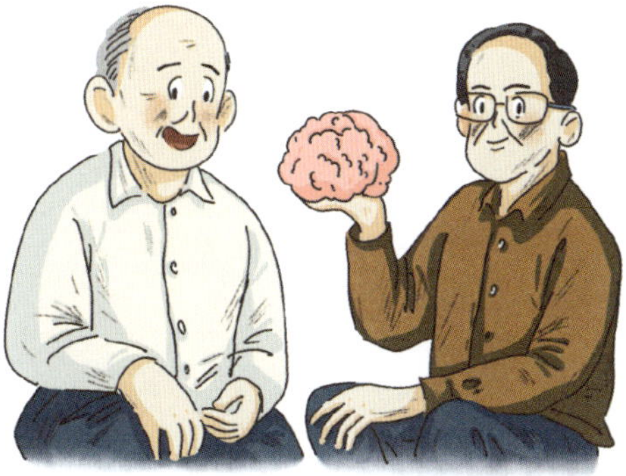

斯坦福神经外科医生亨德森（左）和研究员谢诺伊教授（右）

研究团队可将脑中想象的“笔迹”转为屏幕文本，实现准确率超过 99% 的脑机接口打字系统。

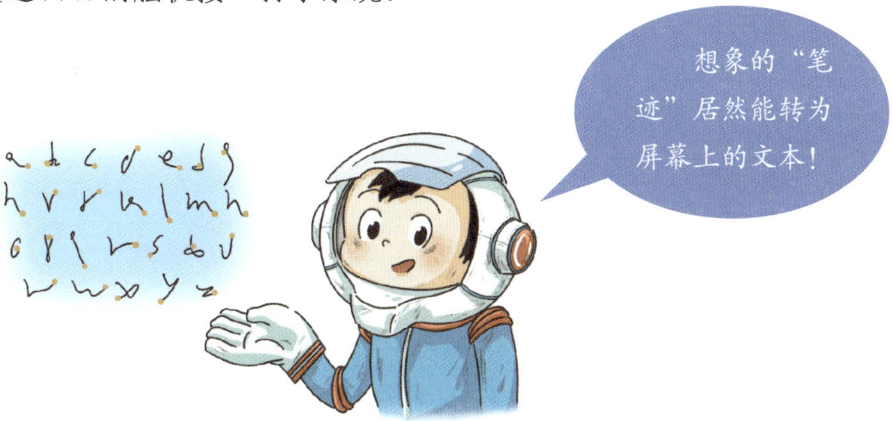

而且，**受试者**每分钟输入字符超过 90 个，速度是目前脑机接口打字的新纪录，接近健全人每分钟 115 字符的智能手机打字速度。

该实验的受试者名为 **T5**，因 14 年前的脊髓损伤几乎失去了颈部以下的活动能力。

T5 想象自己拿着钢笔，在一张纸上尝试写句子，就好像他的手没有瘫痪一样。

书写时，利用传感器从各个神经元收集信号，一个**机器学习算法**识别了他的大脑在每个字母上产生的模式。

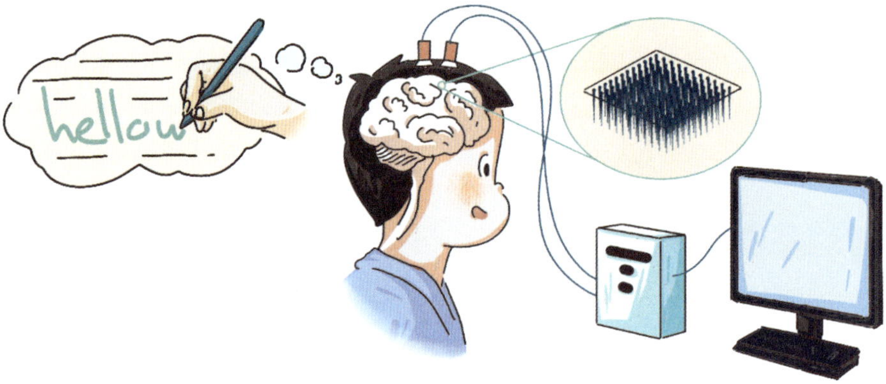

T5 想象着书写笔迹，屏幕上便能出现这些字母

T5 书写句子和回答问题的速度，与同龄人在智能手机上打字的速度差不多。之所以如此快速，是因为每个字母的书写都会产生一种独特的活动模式，这使得算法更容易区分字母之间的差别。

2021 年，美国**约翰斯·霍普金斯大学**的研究团队在脑机接口上取得了最新进展。

一位四肢瘫痪的受试者，用自己的意念同时操控两只机械臂：一只**“手”拿餐刀**切下一块蛋糕，另一只**“手”拿餐叉**把蛋糕送到自己的口中。

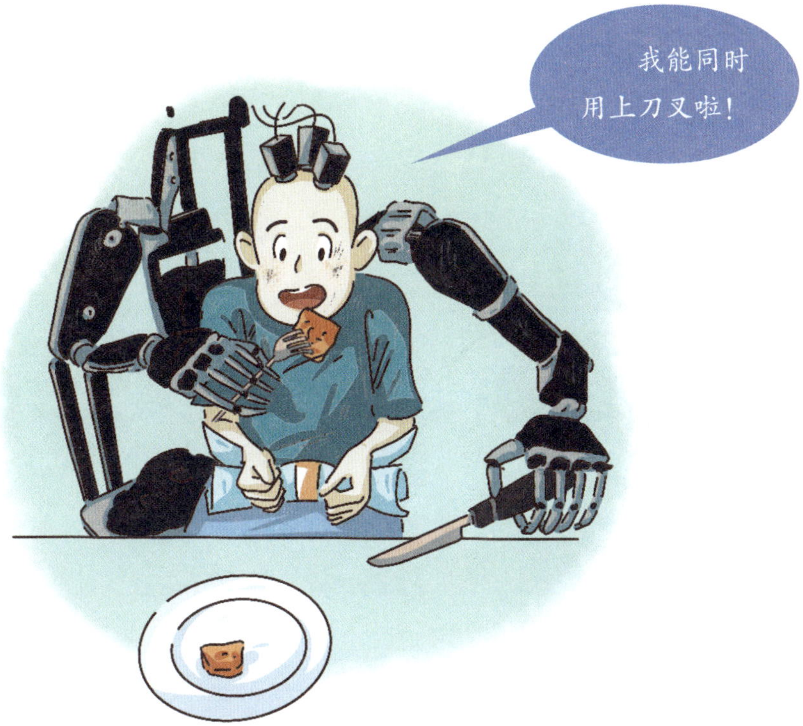

能够**同时控制两个机械臂**执行日常生活的基本活动，是脑机接口技术的一次前所未有的进展，这意味着脑机接口可以实现更复杂的控制任务。

加拿大一家名为**“OpenBCI”**的公司，开发出了一款可穿戴的脑机接口平台：融合了最新的脑机接口技术和虚拟现实技术。

拜尔莱因患有脊髓性肌萎缩症，这种疾病严重限制了他的行动能力。

2023 年，在温哥华的一场公开活动中，一架**无人机**在舞台和观众上方完成了飞行，而操控这架无人机的人正是位于舞台中央的拜尔莱因。

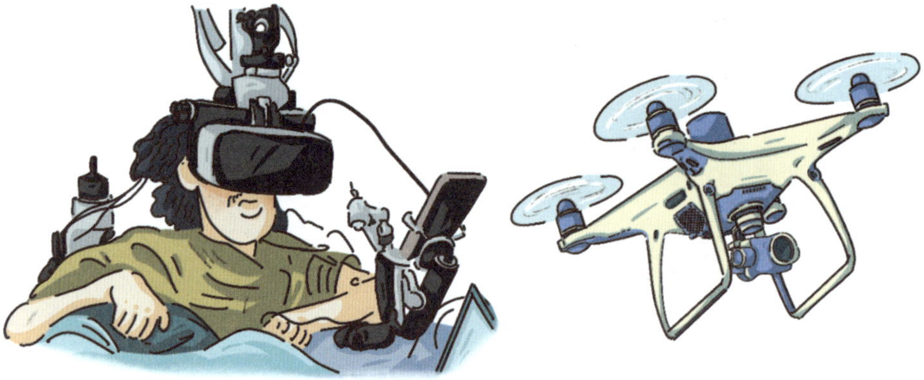

脑机接口与虚拟现实技术的融合

拜尔莱因通过这套**可穿戴的脑机接口平台**，将人体传感器系统与虚拟现实的沉浸体验相结合，实现了这次无人机的脑控飞行。

脑机接口的未来

脑机接口概念的提出已经过去了半个世纪，特别是进入 21 世纪的 20 多年来，**脑机接口**的技术进展和实验成果更是令人目不暇接。

但人类第一个**侵入式**的脑机接口手术，才刚刚宣布成功。

2024 年 1 月 30 日，**埃隆 · 马斯克**在社交媒体平台上宣布：第一个接受了脑机植入物的人类，恢复良好，初步检测结果令人鼓舞。

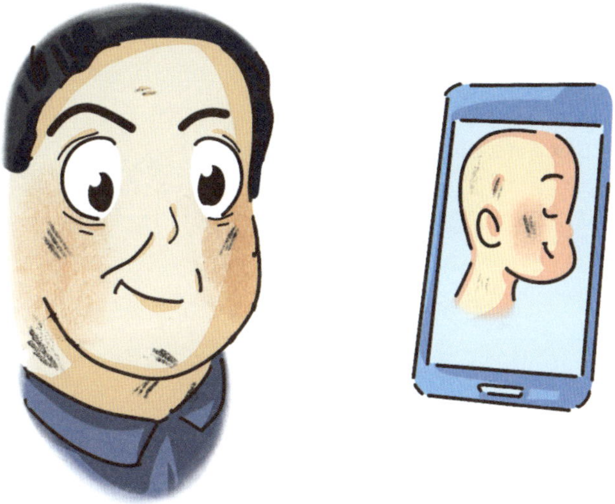

首例侵入式脑机接口手术获得成功

这说明脑机接口技术虽然存在很高的风险和难度，但是这门前沿科技的应用已经开始了！

科学家普遍认为，脑机接口技术将为医疗领域和消费领域带来革命。

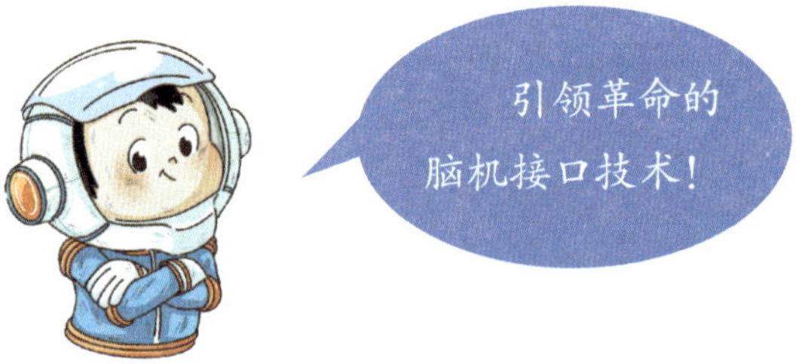

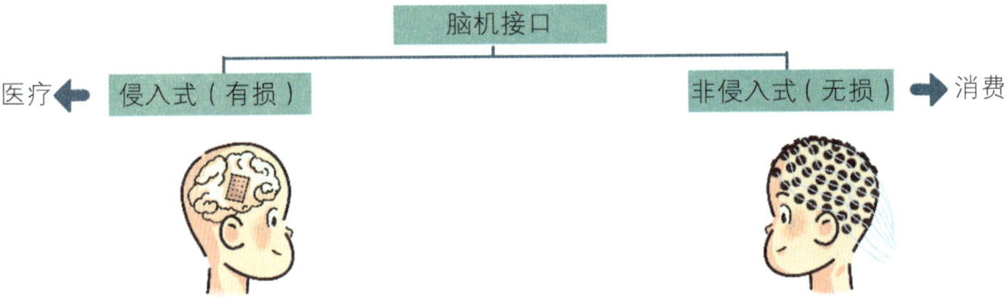

脑机接口技术在**恢复运动功能**方面的应用，占据着医疗领域的重要位置。

针对这一部分**患者**，脑机接口技术可以帮助他们更好地控制身体或者假肢，从而帮助他们恢复部分运动能力，例如通过意念控制假肢或外骨骼等。

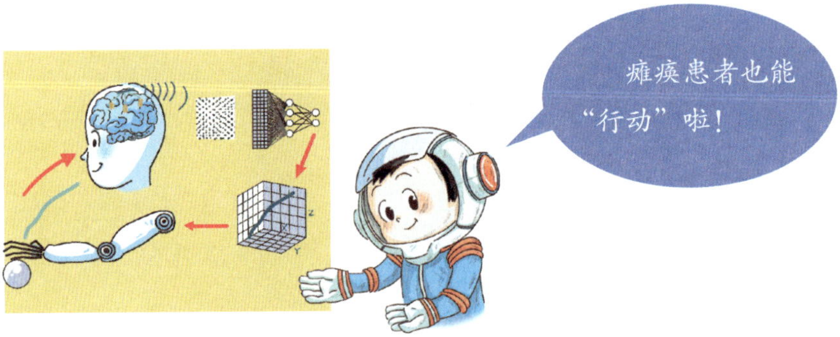

但脑机接口技术真正要解决的是**更加严重的疾病**——运动感知功能受损疾病，比如渐冻症、高位截瘫、失语症等。

以**渐冻症**为例，这是一种残酷的慢性病，患上这种疾病的人会逐渐出现肌肉和骨骼无力、肌肉萎缩等症状，最终失去行动能力，但大脑却始终保持清醒。

比如，我们熟悉的理论物理学家**霍金**就是这种疾病的患者，尽管他有着十分天才的大脑，但它却被“囚禁”在一具无法行动的躯壳里。

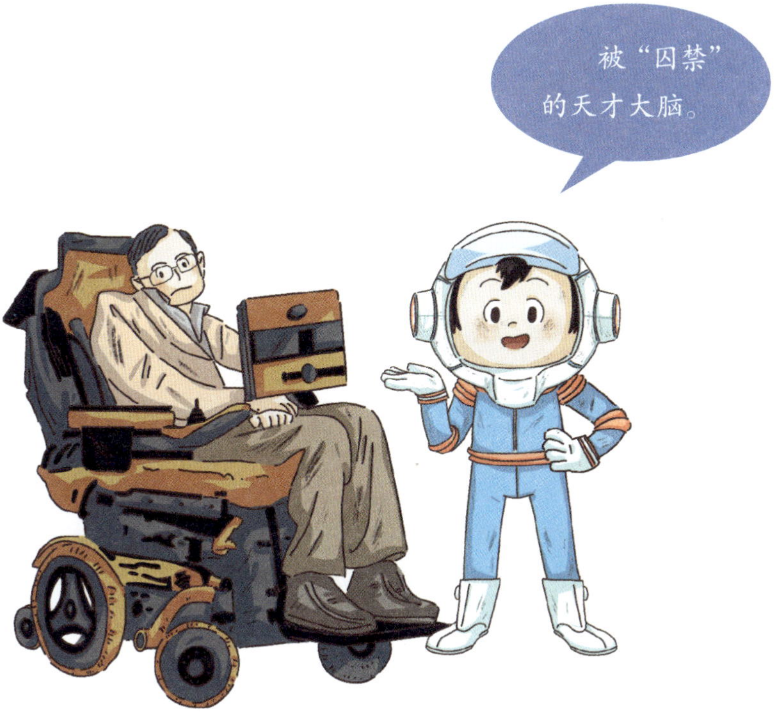

英国理论物理学家 霍金

到目前为止，渐冻症患者都只能眼睁睁看着自己逐步被“冻住”。幸运的是，脑机接口技术的发展为患者找到了一条攻克渐冻症的道路。

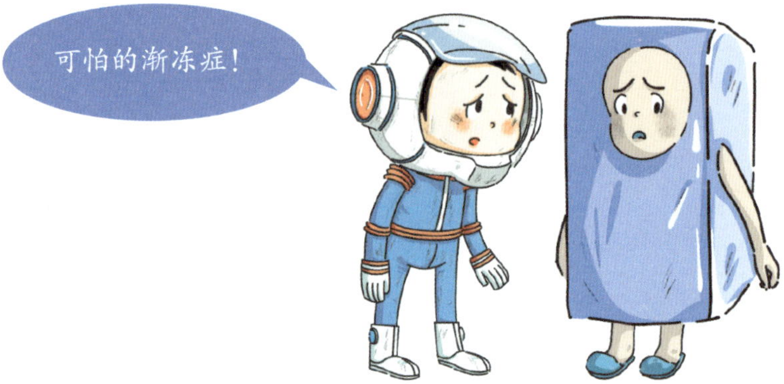

2022 年 6 月，美国一家脑机接口公司为一位渐冻症患者进行了脑机接口手术。

研究人员采取了一种**半侵入式**的技术，先在病人的脖子上开一个微型创口，然后通过颈静脉导管，将网状植入物送入到大脑皮层的血管中。

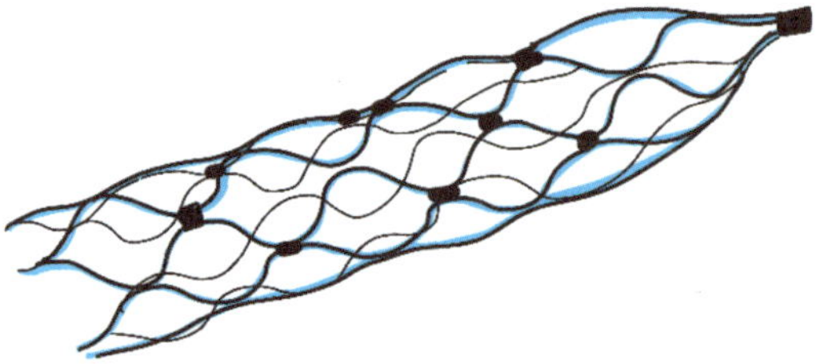

植入大脑血管中的网状电极示意图

网状植入物抵达血管的指定位置后会被打开，并与血管的外边缘融合。研究人员再将其中的电极与植入患者胸腔的计算设备连接起来。

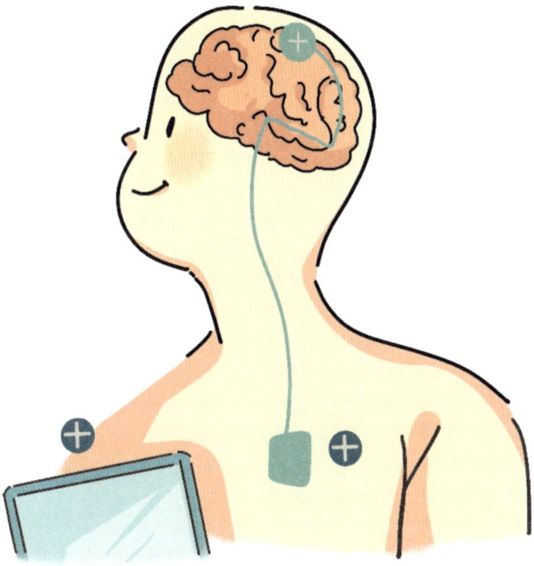

植入物与胸腔的计算设备连接示意图

当神经元在大脑中工作时，电极会读取这些信号，计算设备会将这些信号放大，并通过蓝牙发送给计算机，从而实现了信号的传递。

显然，这个技术再进一步，即**渐冻症患者**运用脑机接口，就可以用意念直接驱动外骨骼等辅助设备，从而有机会重新站起来！

脑机接口技术在医疗领域的另一大类应用，是在**神经系统疾病**治疗方面的应用。

全球患有神经系统疾病的患者数量庞大且治疗负担沉重。

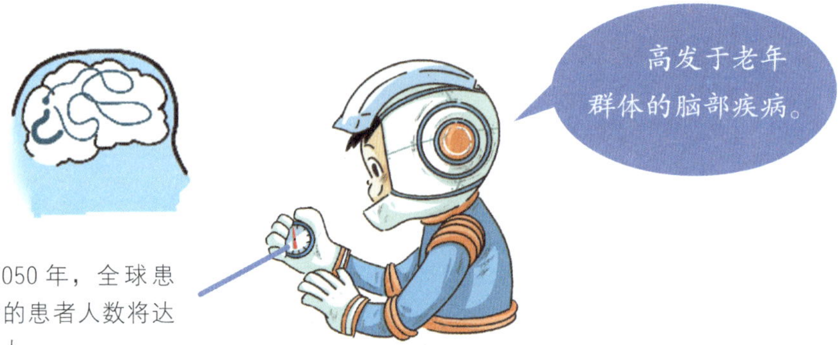

预计到 2050 年，全球患脑部疾病的患者人数将达到 1.5 亿人。

神经系统疾病高发于老年群体，特别是帕金森病、阿尔茨海默病以及其他神经系统疾病。实验证明，脑机接口技术能有效减轻患者的症状，并将成为脑部疾病的重要治疗方法。

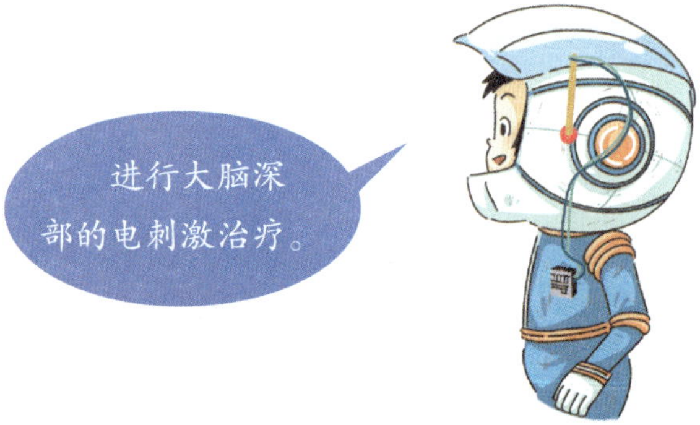

此外，当今社会职场人群的心理、精神问题高发。据统计，2023 年，全球大约有 2.8 亿人患有**抑郁症**！脑机接口技术在精神压力检测和缓解方面也大有可为。

另外，脑机接口技术也可以应用于**脑损伤的修复**，包括促进脑损伤患者康复，通过重建神经连接来恢复功能等。

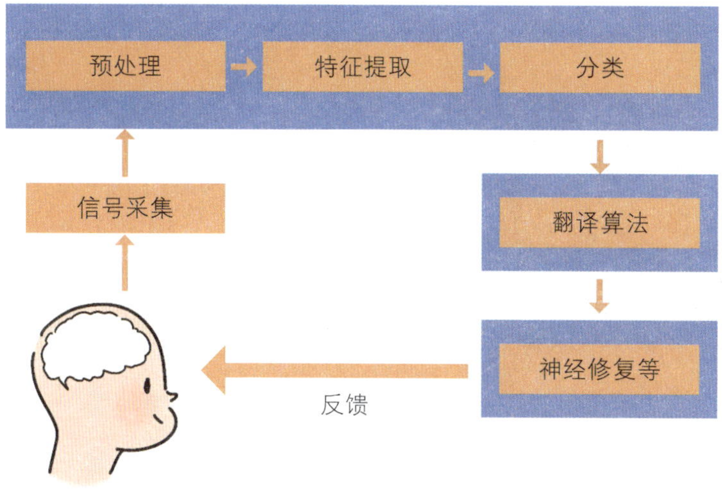

修复脑损伤的过程

只要是对脑部病变、脑功能造成影响的都可以把它称为**脑损伤**，比如，高血压、脑出血、脑梗死、缺血性卒中和出血性卒中等。

脑损伤患者，其大脑和外周的传输出现问题，那么他的思维就可以通过另外一个通道——脑机接口，将脑思维的信号传递出来，进行表达。

除了医疗领域外，在**消费领域**，脑机接口技术同样会带来革命性的变化。

场景一：意念操控电子信息产品。

想象一下，通过意念控制电脑、手机等电子设备，这将为我们带来极大的便利！

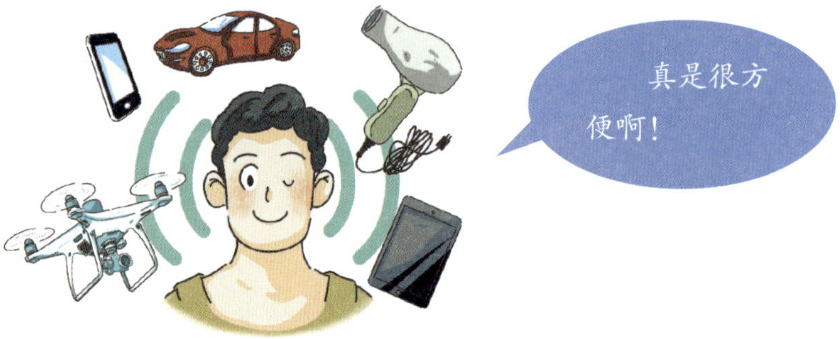

实际上，这样的场景已经不再是科幻电影中的想象。例如，一位设计师在被植入了脑芯片后，他就可以通过意念直接操控设计软件，快速完成设计方案。

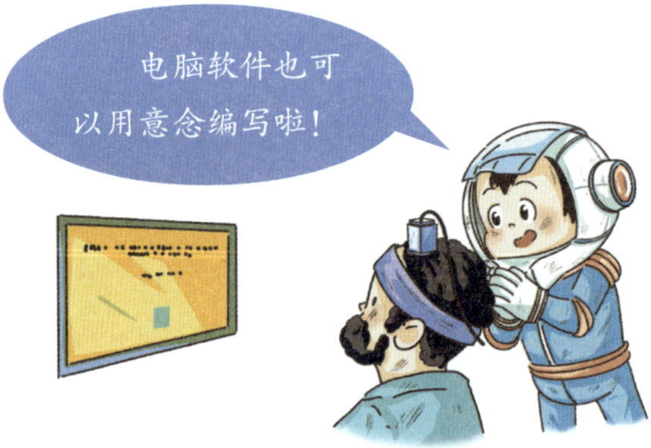

这不仅提高了工作效率，还使得设计过程更加直观和便捷。

场景二：实现人类的**超能力**——**人类增强**（Human Intelligence，**HI**）。

人类增强是指通过科技手段，突破人体生理和认知极限，提升人类的能力和功能。

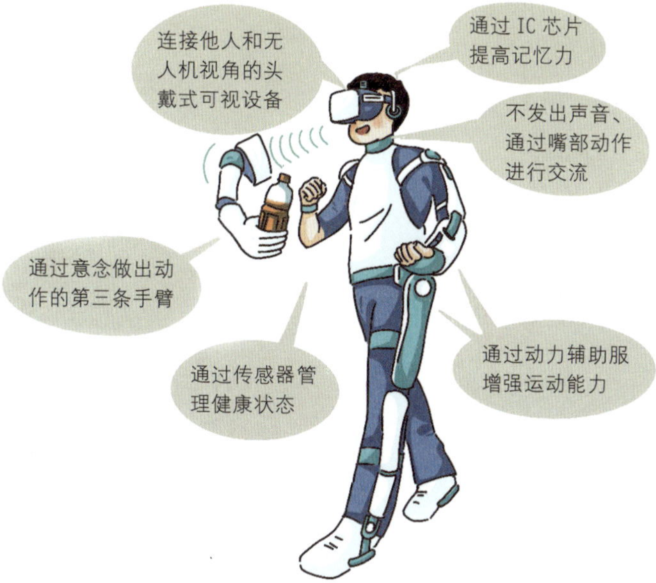

人类增强的部分课题

借助于脑机接口技术，人们可以更为容易地操控外骨骼、电子眼等设备。这样，人们就可以实现感官和力量的增强，成为影视剧中刻画的超人。

脑机接口技术和智能增强设备的**人机融合**，使得人类能够直接通过思维控制计算机，实现快速的信息处理和高效的学习。这会让人类更加聪明，甚至在生理上达到前所未有的高度。

场景三：教育上全新的学习模式。

在**教育领域**，脑机接口技术不仅为个性化学习提供了新的可能，老师更可以通过捕捉学生的**脑电波**，更好地对学生注意力的状况做到实时了解，并据此调整教学内容和节奏。

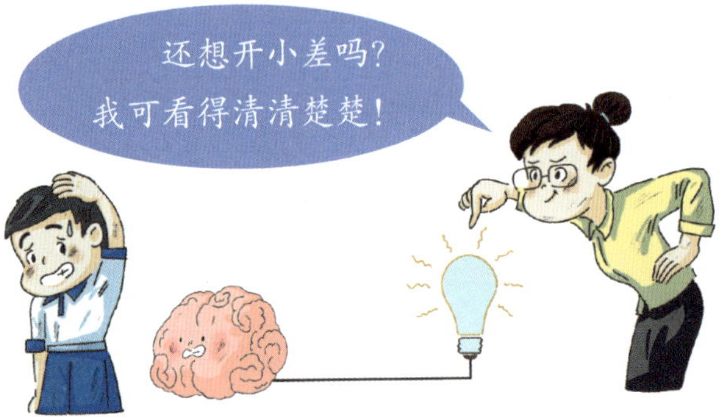

想象一下，假如你可以摒弃传统的文字与语言，转而通过脑机接口技术直接将知识“写入”大脑，那将是多么震撼的场景！

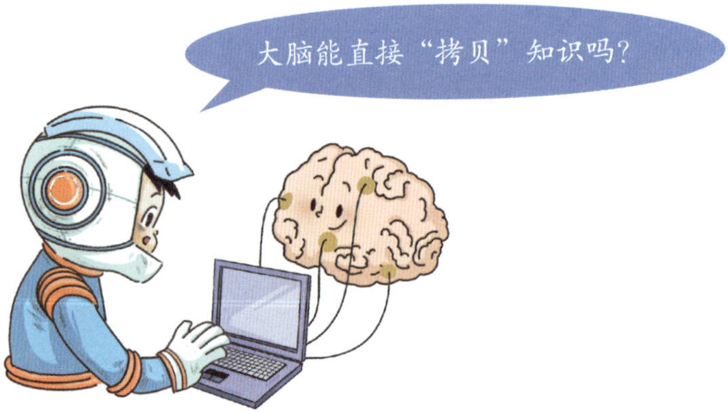

这不仅仅意味着学习效率的飞速提升，更能带来全新的学习体验。

场景四：意念操控 VR 游戏。

在 **VR 游戏**中，玩家可以通过脑机接口技术，更好地对游戏角色进行操控。而且，玩家还能感受到更好的沉浸体验。

它的原理是通过 VR 创建受控环境，然后采集和分析脑电波参数，再创建出匹配运动和情感的**数据模型**。

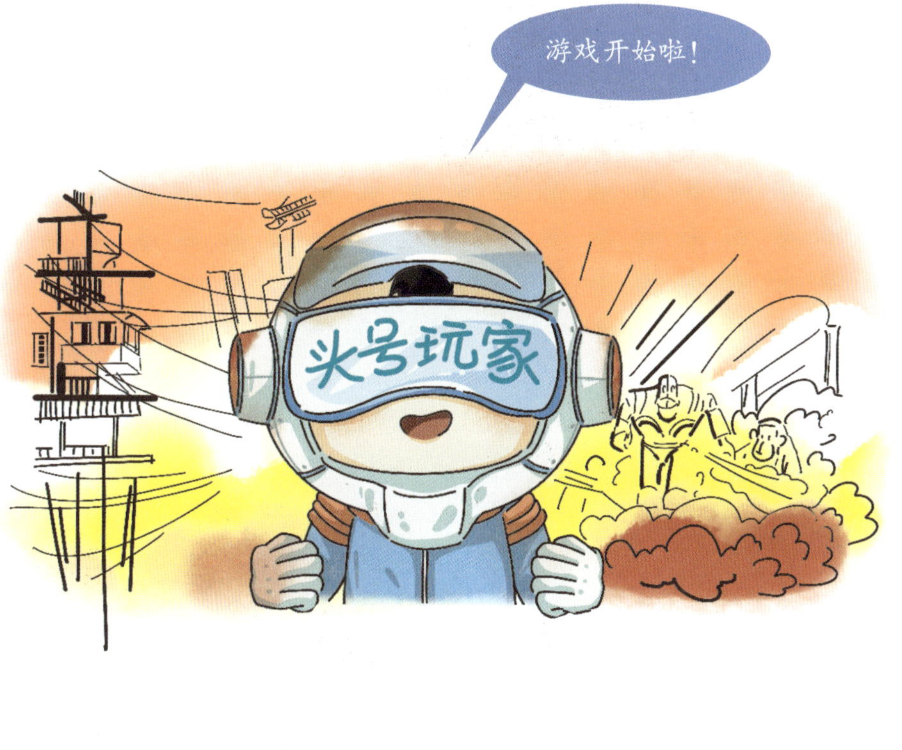

在脑机界面上，玩家可以通过大脑意念来滑动菜单、选择项目、启动应用程序、操纵对象，甚至是输入文本，进而只需大脑意念即可让玩家与 VR 环境进行交互。

场景五：重要的军事应用价值。

脑机接口技术可以帮助军人更好地操控各种设备，不仅可以让他们避免很多不必要的危险，还可以让他们的作战能力得到有效提升。

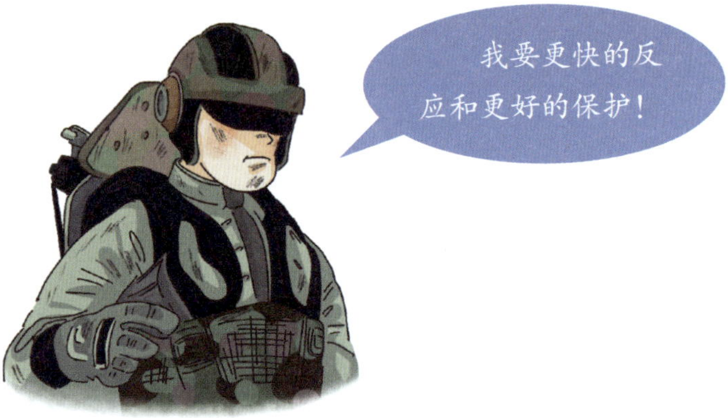

脑机接口技术可以实现高效、智能的**人机交互**，在**无人装备操控**、辅助情报分析、战场**缄默通讯**等领域具有重要的军事应用价值。

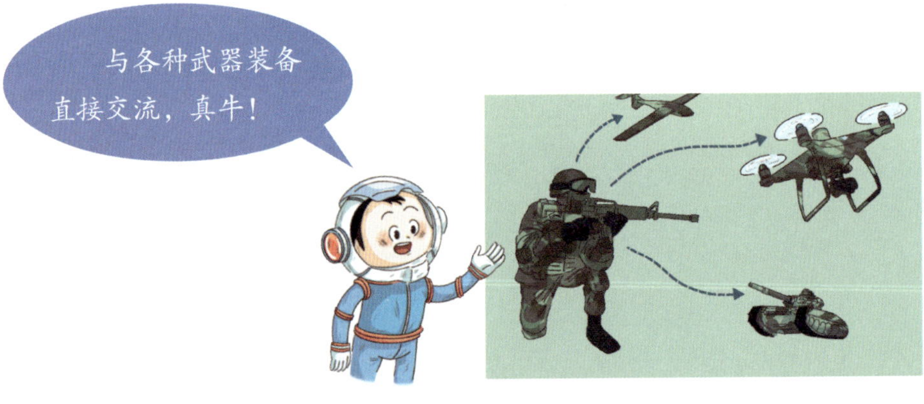

另外，脑机接口技术将在脑控武器装备部署、士兵健康状态监测、战场信息快速感知等方面发挥更大的作用。

当我们的大脑无法通过常规的输出手段指挥身体时，直接读取和破译大脑信号来控制机器就很有必要。因此，脑机接口技术可以让我们与外界**重新联系**起来。

然而，即便大脑功能正常，我们还是时常会感到“心有余而力不足”。

比如我们再厉害，也只有一双手、两只脚，而面对很复杂的机器时，这显然是不够的。我们需要**“第三只手”“第三只眼”**来应付有些时候的应接不暇。

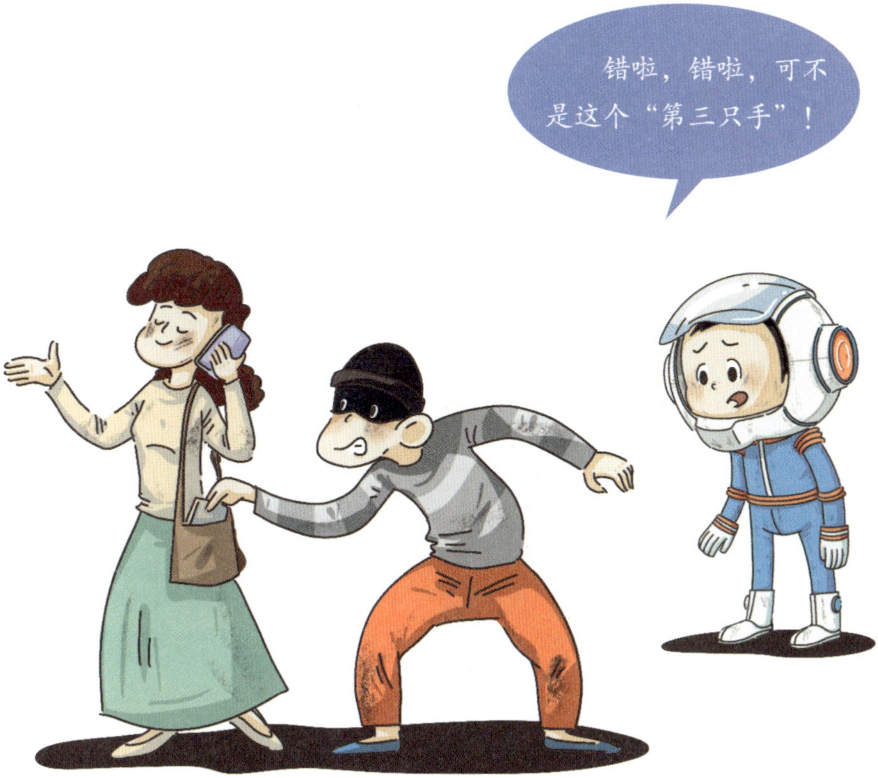

当我们看到飞机驾驶室里上千个按钮的时候，就知道手忙脚乱是什么意思了。

如果像哪吒一样有三头六臂，操控复杂的机器便会更轻松。在生理上，这是不可能的，但通过脑机接口技术就能实现。

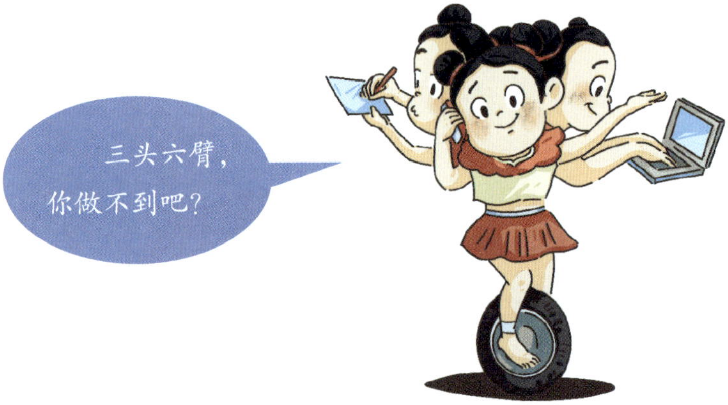

人们还可以借助于脑机接口技术，操控比血肉之躯强出百倍千倍的外骨骼、电子眼等设备，这就是所谓的**人类增强**，人们可以实现感官和力量的增强，成为影视剧中的超人。

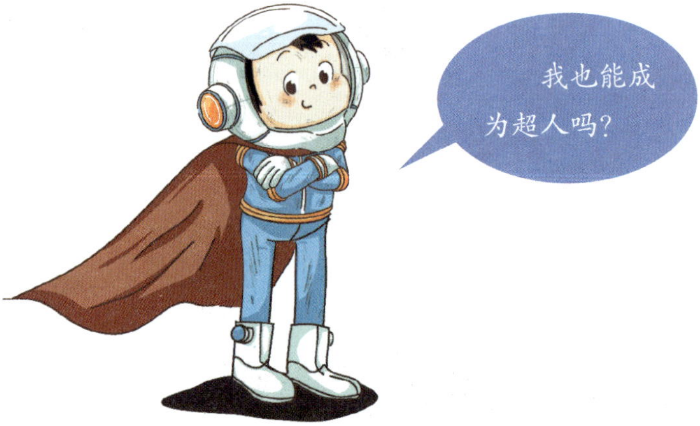

远期的未来，脑机接口技术将能直接读取人类的情绪，并通过脑对脑接口，将量化情绪传输至对方大脑，实现两人**感同身受**。

一人伤心，另一人也随之伤心；一人快乐，另一人也禁不住傻笑。

这就有点像《阿凡达》电影中纳美人通过特有的“辫子”进行精神交流一样，这种交流技术应该就是基于现有的脑机接口技术想象而来的。

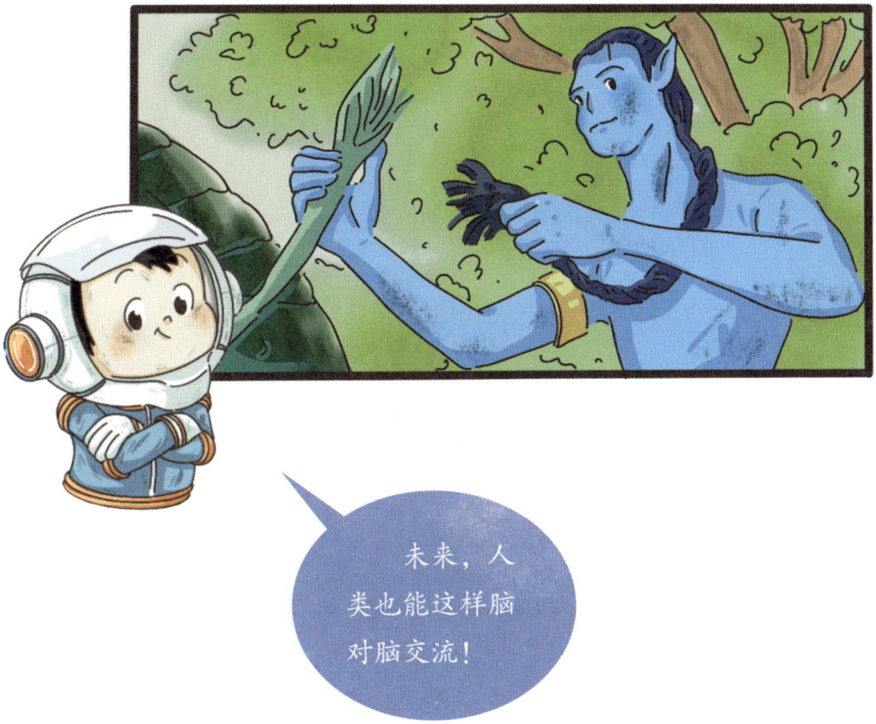

脑机接口技术虽然取得了很大进展，并且具有十分广阔的想象空间，但是距离真正的大规模商用，可能还需要跨越不少障碍。

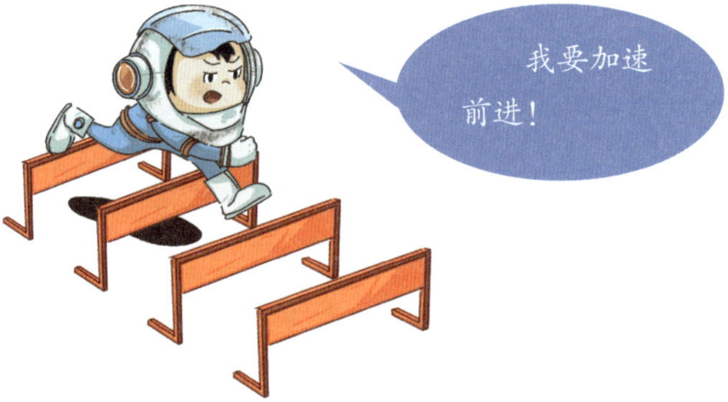

在这些**障碍**中，有一些是技术性的，比如，被认为可以更好传输信息、实现脑机沟通的侵入式设备通常需要**开颅植入**。

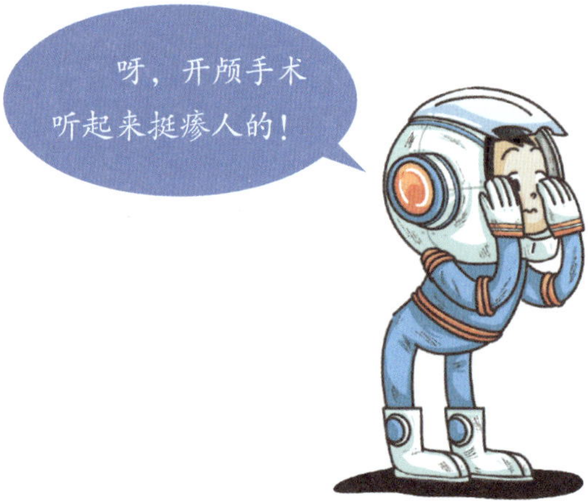

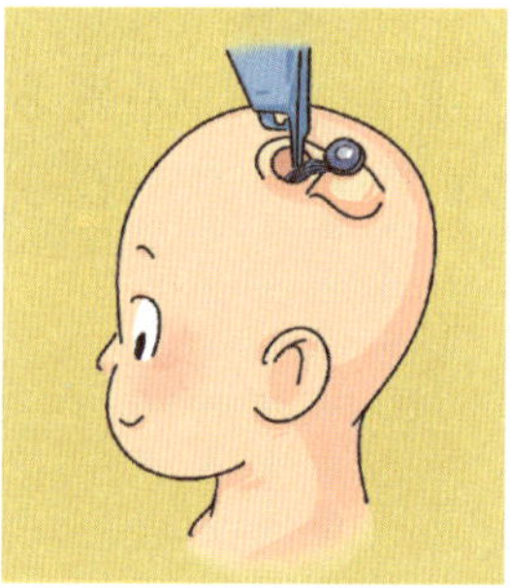

在这个过程中，手术的安全性、术后的后遗症，以及设备维护等，都存在着不小的问题。

脑机接口技术除了技术障碍外，更大的障碍来自于**伦理方面**，其中最主要的有三个问题：

首先是隐私和数据安全问题。

在脑机接口技术的使用过程中，需要收集和处理大脑信号，这些信号包含高度**个人化的信息**，比如使用者的情绪、意图和思想等数据。

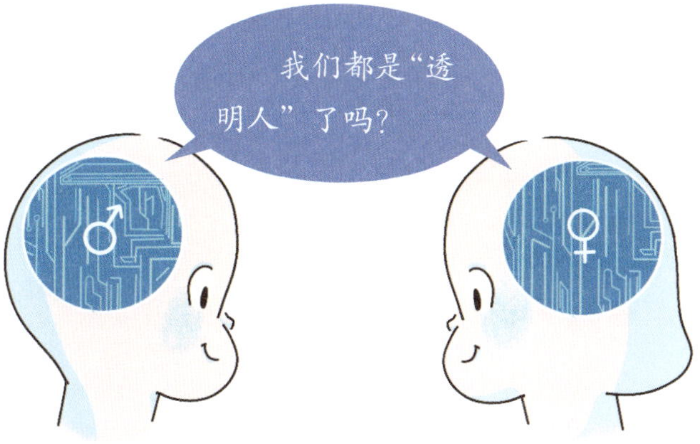

如果这些数据被滥用或泄露，可能会导致使用者隐私被侵犯或产生心理方面的损害。因此，如何确保这些数据的隐私性和安全性成为一个重要的伦理问题。

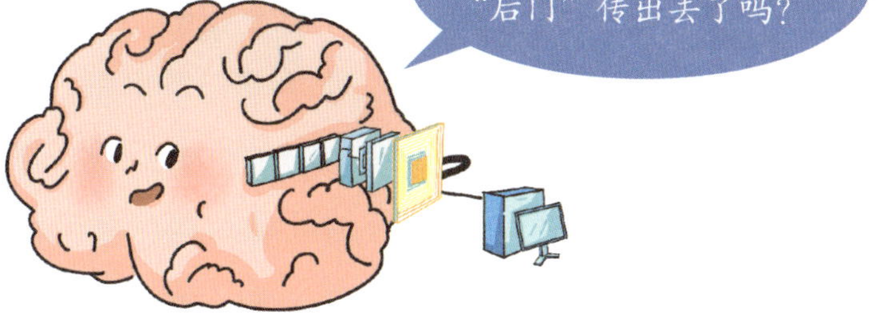

其次是使用者的知情权问题。

脑机接口技术的使用者，尤其是医疗患者，必须充分了解技术的**潜在风险**和后果。

知情权应包括对技术的详细了解、可能出现的副作用及其数据的使用和保护方式等。

在 2004 年，**“脑门”系统**首次在瘫痪患者的脑中植入电极，帮助他们用意念控制计算机光标。虽然这一突破对脑机接口领域具有重要意义，但一些参与者在手术后出现了并发症，包括感染和电极移位等。

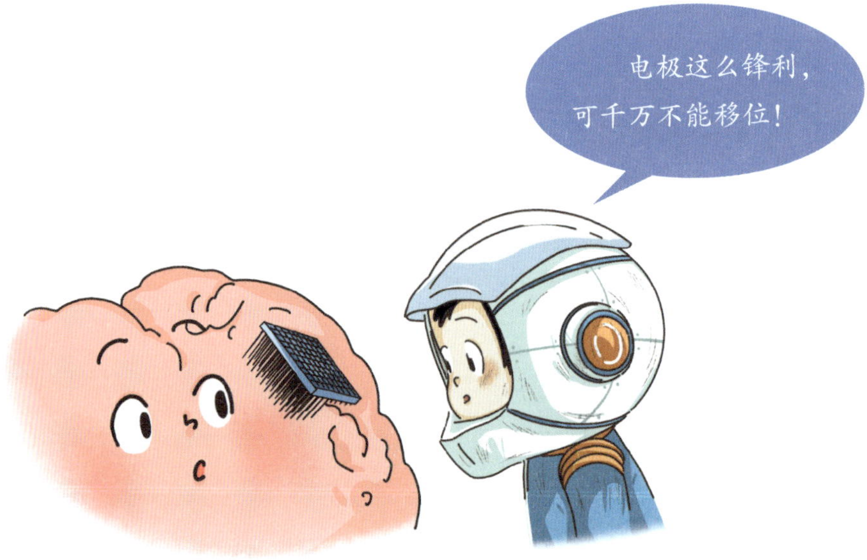

这引起了部分患者和家属的不满，因为他们并没有充分了解到手术和设备使用后存在的长期风险。

最后是安全与健康风险问题。

脑机接口技术，特别是**侵入式设备**，可能带来健康风险，如感染、组织损伤或其他长期风险，这些都需要时间来验证。

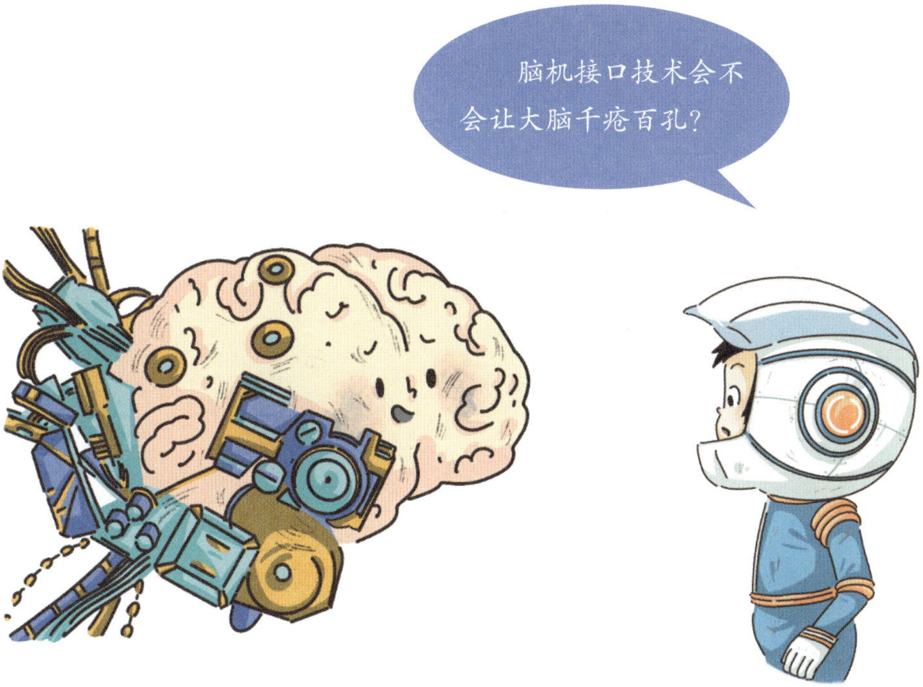

另外，植入手术需要**全身麻醉**，这对于一些健康状况较差的患者来说，存在额外的风险。

在术后恢复期，患者也存在伤口感染、形成血栓等健康风险。

展望未来，随着脑机接口技术的不断进步和应用场景的拓展，也引发了关于实现**“数字永生”**的激烈讨论和大胆设想。

数字永生指的是将一个人的思想、记忆、个性和意识等转移到一个数字平台上，从而实现永生的概念。

今后**心灵感应**将成为现实，脑机接口技术甚至可以将人类的记忆上传下载，从而实现永生。

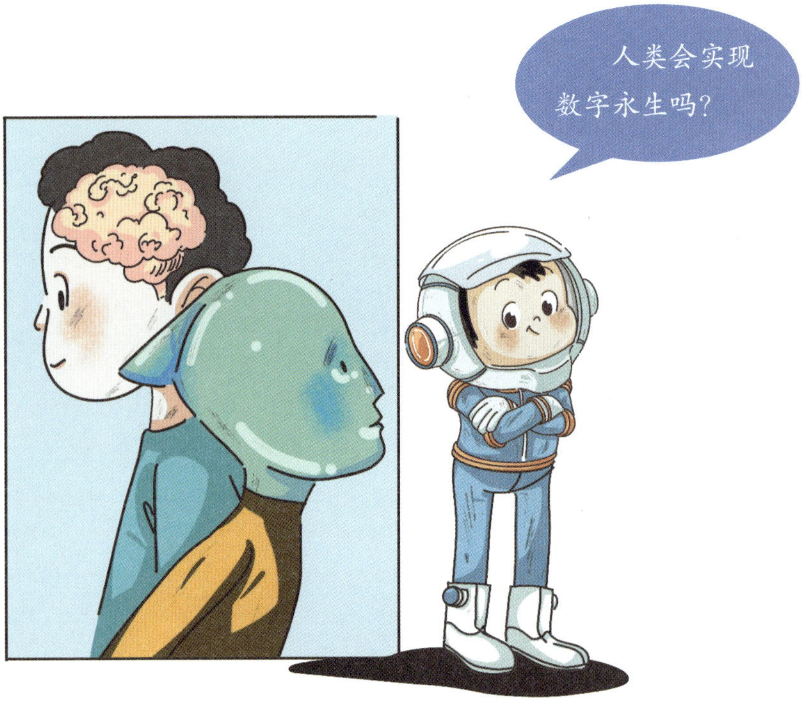

总之，脑机接口技术的未来充满了无限的可能性，它将深刻改变我们与世界互动的方式。我们也将看到一个更加智能、便捷、高效的未来世界!

知识延展："半侵入式"脑机接口

脑机接口的**半侵入式技术**，即将脑机接口设备植入颅腔，但放在大脑之外，也就是在大脑皮层表面接收信号。

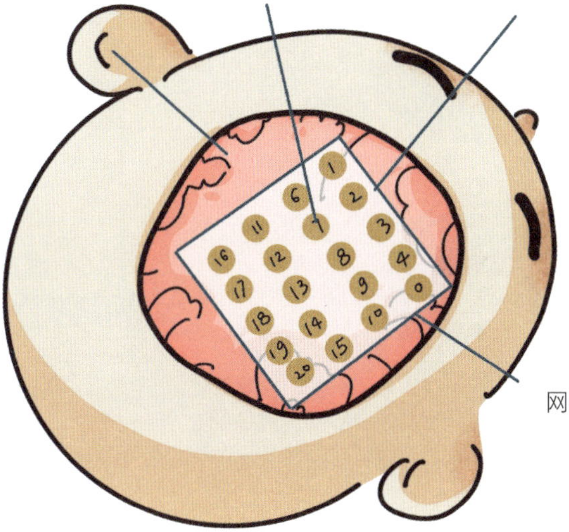

半侵入式脑机接口技术

目前，比较有代表性的一类半侵入式技术是**皮质脑电图（ECoG）**。

这种技术通过**开颅手术**将电极放置到大脑表面，一般来说，电极的材质会有较大的柔性，因而不会对大脑的正常活动产生过多的干扰。

相比于侵入式技术和非侵入式技术，**半侵入式技术**是一种折中的技术。

一方面，相比于非侵入式技术，它可以避免对颅骨带来的干扰，因而在性能上更佳；另一方面，它也能比侵入式技术对大脑造成更小的损伤。

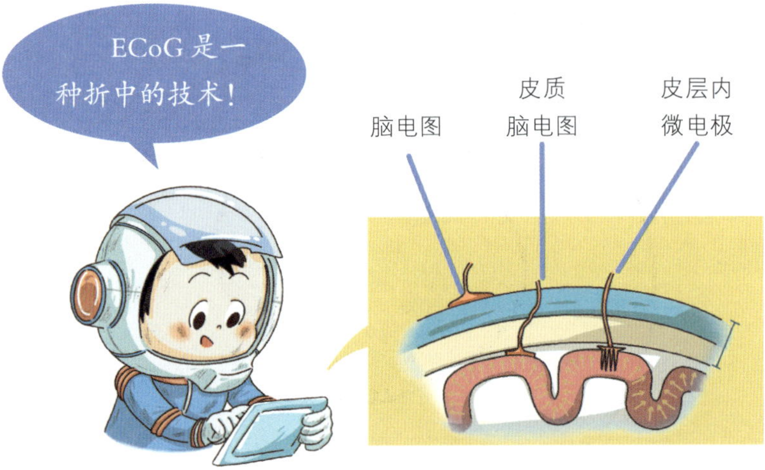

侵入式和非侵入式脑机接口技术各有利弊。人们在选择使用何种技术时，必须在设备的性能和安全性之间进行权衡。

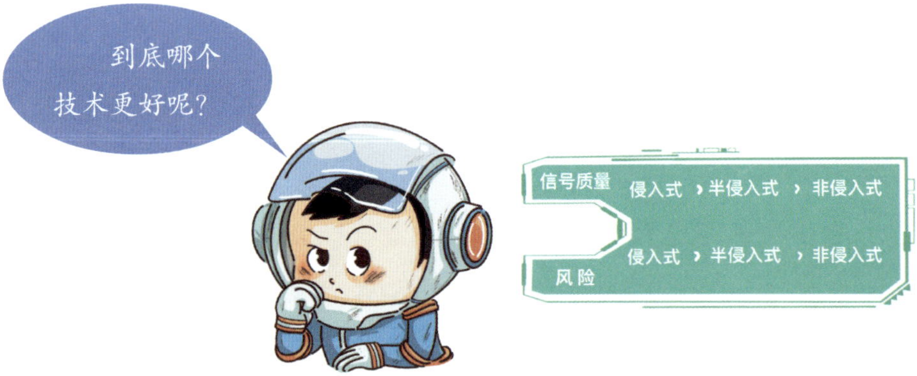

后 记

脑机接口技术打破了大脑和外部世界的界限，让我们能直接用思维控制机器。通过这一技术，我们不仅可以帮助行动不便的人重获运动能力，还能让人类的智慧和机器完美融合，在更多领域得到应用。脑机接口技术甚至能让我们直接与互联网连接。

未来的世界，也许你只需要一个思想与灵感，就能和整个宇宙直接对话！